R. SCHUMACHER   R. BRZEZINSKA   H. PETERS

Sonographische Untersuchungstechnik bei Kindern und Jugendlichen

T0192144

Springer
Berlin
Heidelberg
New York
Hongkong
London
Mailand
Paris
Tokio

R. Schumacher · R. Brzezinska · H. Peters

Sonographische Untersuchungstechnik bei Kindern und Jugendlichen

mit 206 Abbildungen
mit 9 Tabellen

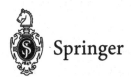 Springer

Professor Dr. Reinhard Schumacher
Universitäts-Kinderklinik Mainz
Kinderradiologie
Langenbeckstraße 1
55131 Mainz

Dr. Rita Brzezinska
Universitäts-Kinderklinik Mainz
Langenbeckstraße 1
55131 Mainz

Dr. Helmut Peters
Kinderneurologisches Zentrum
Landeskrankenhaus AöR
Hartmühlenweg 2-4
55122 Mainz

ISBN 3-540-43766-5 Springer-Verlag Berlin Heidelberg New York

Die Deutsche Bibliothek – CIP-Einheitsaufnahme
Schumacher, Reinhard:
Technik der Ultraschalluntersuchung von Kindern und Jugendlichen / Reinhard Schumacher ;
Rita Brzezinska ; Helmut Peters. - Berlin ; Heidelberg ; New York ; Barcelona ; Hongkong ; London
; Mailand ; Paris ; Tokio : Springer, 2002
    ISBN 3-540-43766-5

Dieses Werk ist urheberrechtlich geschützt. Die dadurch begründeten Rechte, insbesondere
die der Übersetzung, des Nachdrucks, des Vortrags, der Entnahme von Abbildungen und Tabellen, der Funksendung, der Mikroverfilmung oder der Vervielfältigung auf anderen Wegen
und der Speicherung in Datenverarbeitungsanlagen, bleiben, auch bei nur auszugsweiser
Verwertung, vorbehalten. Eine Vervielfältigung diese Werkes oder von Teilen dieses Werkes
ist auch im Einzelfall nur in den Grenzen der gesetzlichen Bestimmungen des Urheberrechtsgesetzes der Bundesrepublik Deutschland vom 9. Septermber 1965 in der jeweils geltenden
Fassung zulässig. Sie ist grundsätzlich vergütungspflichtig. Zuwiderhandlungen unterliegen
den Strafbestimmungen des Urheberrechtsgesetzes.

Springer-Verlag Berlin Heidelberg New York
ein Unternehmen der BertelsmannSpringer Science+Business Media GmbH

http://www.springer.de/medizin

© Springer-Verlag Berlin Heidelberg 2003
Printed in Germany

Die Wiedergabe von Gebrauchsnamen, Handelsnamen, Warenbezeichnungen usw. in diesem
Werk berechtigt auch ohne besondere Kennzeichnung nicht zu der Annahme, daß solche Na-
men im Sinne der Warenzeichen- und Markenschutzgesetzgebung als frei zu betrachten wä-
ren und daher von jedermann benutzt werden dürften.

Produkthaftung: Für Angaben über Dosierungsanweisungen und Applikationsformen kann
vom Verlag keine Gewähr übernommen werden. Derartige Angaben müssen vom jeweiligen
Anwender im Einzelfall anhand anderer Literaturstellen auf ihre Richtigkeit überprüft werden.

Herstellung: PRO EDIT GmbH, 69126 Heidelberg
Umschlaggestaltung: deblik Berlin
Satzherstellung/Bildbearbeitung: AM-productions GmbH, Wiesloch

Gedruckt auf säurefreiem Papier   SPIN 10849375   21/3160/Di - 5 4 3 2 1 0

Vorwort

Die Sonographie hat innerhalb weniger Jahre im Bereich der medizinischen Diagnostik einen wahren Siegeszug erlebt. Sie ist aus dem klinischen Alltag nicht mehr wegzudenken. Die niedrigen Anschaffungs- und Betriebskosten und das patientenfreundliche Fehlen von Nebenwirkungen erlauben eine breite und großzügige Anwendung. Die Ultraschalluntersuchung ist das erste und bisher einzige bildgebende Verfahren, das einen uneingeschränkten Einsatz als Screening-Instrument zulässt.

Für die Ultraschalldiagnostik sind mindestens zwei Köpfe erforderlich. Neben einem technisch guten Schallkopf braucht der Untersucher selbst einen in der sonographischen Untersuchungsmethode gut geschulten Kopf.

Mit gutem Grund haben die für die ärztliche Weiterbildung zuständigen Landesärztekammern in der Novellierung der Weiterbildungsordnung detaillierte Kenntnisse in der Sonographie für viele Gebietsärzte verbindlich vorgeschrieben. In den Weiterbildungsrichtlinien sind umfassende Ultraschallerfahrungen nachzuweisen. Der angehende Gebietsarzt ist gut beraten, sich möglichst früh mit der sonographischen Diagnostik – praktisch wie theoretisch – zu befassen. Bevor er sie allerdings bei Kindern einsetzt, sollte ihm die sonographische Untersuchungstechnik an sich vertraut sein.

Das theoretische Wissen kann er anhand von Fachbüchern erwerben. Den praktischen Einstieg in die Untersuchungstechnik sollte er sich in Sonographiekursen und durch Untersuchungen außerhalb der eigentlichen Diagnostik holen. Die Hospitation bei erfahrenen Untersuchern und deren Supervision werden ihn schließlich zur eigenen Diagnostik befähigen.

Das hier vorgelegte Buch will auf dem Weg dahin einen Beitrag leisten. Es konzentriert sich bewusst ausschließlich auf die sonographische Untersuchungstechnik und die damit verbundenen Kenntnisse der Ultraschallanatomie. Ziel ist, die für den diagnostischen Einstieg erforderliche Vorkenntnis zu vermitteln.

Die zahlreichen pathologischen Ultraschallveränderungen sind bereits in vielen Fachbüchern nachzulesen. Sie haben aufgrund der mittlerweile vorhandenen umfassenden sonographischen Kenntnisse in der Sonographie einen Umfang angenommen, der zu Beginn vielleicht eher verwirrt.

Dieses Buch basiert auf langjähriger Erfahrung, die von den Autoren in abgehaltenen Sonographiekursen gewonnen wurde. Den vielen Kursteilnehmern sei dafür gedankt, dass sie vermittelt haben, was für sie wesentlich ist.

Die vorgelegten Bildbeispiele wurden eigens für dieses Buch angefertigt, direkt digital abgespeichert und bearbeitet, um eine möglichst große didaktische Aussage in bestmöglicher Bildqualität zuzulassen. Es wurde auf direkte Beschriftungen im Originalbild verzichtet, um den Bildeindruck des Sonogramms nicht zu überlagern. Stattdessen erfolgen die Beschriftungen in einer aufgehellten Zweitaufnahme. Diese Vorgehensweise erlaubt gleichzeitig eine wesentlich umfassendere anatomische Beschriftung der Ultraschallbilder.

Es empfiehlt sich beim Erlernen der Ultraschalldiagnostik, die aus dem Studium vertrauten anatomischen Atlanten wieder zu Rate zu ziehen. In diesem Buch wurde auf die Wiedergabe anatomischer Abbildungen zugunsten von sonographischen Bildbeispielen verzichtet.

Die Lehre der menschlichen Anatomie blickt auf die längste medizinische Tradition zurück. Sie ist seit Anbeginn der menschlichen Kultur auch Subjekt künstlerischer Ästhetik. Aus diesem Grund erfolgt in den Kapiteln 5 (Hals) und 17 (Hüfte) die Demonstration der Ultraschallbildebenen anhand von Kunstwerken. Damit sei der großen anatomischen Ästhetik von Raffael und Michelangelo Referenz erwiesen. Es gibt in der Medizin nichts Faszinierenderes als die normale Anatomie und Physiologie. Und für die Eltern der sonographisch untersuchten Kinder gibt es nichts Schöneres, als anschließend über einen Normalbefund informiert zu werden.

Und nun viel Spaß beim Schallen!

Mainz, im April 2002   REINHARD SCHUMACHER,
                                                              RITA BRZEZINSKA
                                                          und HELMUT PETERS

Inhaltsverzeichnis

1
Einleitung

Die Ultraschalluntersuchung ist eine der wichtigsten Untersuchungsmethoden in der Medizin. Sie hat bei vielen diagnostischen Abklärungen eine Schlüsselrolle übernommen, die häufig den weiteren Untersuchungsgang entscheidend festlegt, sofern sie nicht selbst zur Diagnosestellung führt.

Aufgrund dieser zentralen Bedeutung ist mittlerweile – zur Sicherstellung der Qualität – geregelt, über welche Voraussetzungen ein Arzt verfügen muss, um die Sonographie eigenverantwortlich durchführen zu dürfen.

Dies ist in den Richtlinien der Kassenärztlichen Bundesvereinigung (KBV) und in den Empfehlungen der deutschen Gesellschaft für Ultraschall in der Medizin (DEGUM) nachzulesen. Inzwischen muss jeder Arzt in seiner Weiterbildung zum Gebietsarzt über eingehende Kenntnisse in der Sonographie seines Fachgebietes verfügen. Die dafür erforderlichen Weiterbildungsinhalte sind von den für die ärztliche Weiterbildung jeweils zuständigen Landesärztekammern in den Richtlinien zu den Weiterbildungsordnungen festgelegt.

1.1
Geräteanforderungen

Für eine qualifizierte Ultraschalldiagnostik ist ein entsprechend geeignetes Ultraschallgerät Voraussetzung (Tabelle 1.1). Die Industrie bietet gegenwärtig zahlreiche Geräte für die Routinediagnostik an, die für die pädiatrische Sonographie bei entsprechender Ausstattung geeignet sind.

Für die Schallkopfausstattung stehen zwei unterschiedliche Schallkopfsysteme zur Verfügung: Sektorschallköpfe und Linearschallköpfe.

Mit guten Argumenten haben sich diese beiden Schallkopfsysteme in der Routinediagnostik gleichermaßen behauptet. Sie konkurrieren nicht, sondern ergänzen sich mit ihren spezifischen Vorteilen.

- Sektorschallköpfe sind bei anatomisch beengenden Verhältnissen vorteilhaft – Zugang durch die Fontanelle oder auch zwischen den Rippen. Nachteilig ist, dass sie im Nahfeld nur schmale Bereiche abbilden können.
- Linearschallköpfe erlauben im Nah-, Mittel- und Fernbereich eine gleich breite Abbildung in hoher Bildgüte. Ihr Nachteil ist der nur sehr begrenzte Einsatz bei engen anatomischen Verhältnissen und nicht planen Auflageflächen. Beispielsweise ist im Abdomenlängsschnitt mit Linearschallköpfen eine gute Abbildung von Aorta und Vena cava möglich, die Querschnittsdarstellung aber kann deshalb verhindert sein, weil sich der Schallkopf im engen Angulus subcostalis bei Kindern nicht richtig aufsetzen lässt.

Tabelle 1.1. Hilfreiche Geräteausstattungsmerkmale für die Basisdiagnostik in der pädiatrischen Sonographie

1	Gute Bildqualität
2	Sektor- und Linearschallköpfe mit 5 und 3,5 MHz Untersuchungsfrequenz
3	Kleine handliche Schallköpfe
4	Variable Vergrößerung in jeder beliebigen Bildregion
5	Leicht handhabbare, übersichtliche Gerätebedienung
6	„cine loop"
7	Uhr- und Datumsfunktion im Bildschirm und auf den Ultraschallbilddokumenten
8	Integrierte Bilddokumentation
9	Videoaufzeichnungsmöglichkeit
10	Schnittstelle zum PACS (Dicom-Standard)

Zusätzlich gibt es noch Curved-array-Schallköpfe. Dies sind Linearschallköpfe mit gewölbter Auflagefläche. Sie sollen eine Zwischenposition zwischen Sektorschallköpfen und Linearschallköpfen einnehmen. Für die Abdomensonographie mag dies hilfreich sein. Für die Untersuchung von Herz und Gehirn können sie den Sektorschallkopf nicht ersetzen.

Die anatomischen Verhältnisse werden von allen Schallkopfsystemen gleichermaßen korrekt wiedergegeben.

Wer die breite Palette der pädiatrischen Ultraschalldiagnostik abdecken will („von der Locke bis zur Socke"), braucht deshalb Sektor- und Linearschallköpfe. Die Schädel- und/oder Herzsonographie ist routinemäßig nicht ohne Sektorschallköpfe durchführbar. Für die Hüftsonographie ist von der Kassenärztlichen Bundesvereinigung (KBV) die Verwendung von Linearschallköpfen vorgeschrieben.

Ein weiteres wichtiges Schallkopfmerkmal ist die Schallfrequenz, mit der der Schallkopf seine Ultraschallimpulse aussendet und empfängt, um das Ultraschallbild aufzubauen. Es werden Frequenzen zwischen 2.000.000 und 10.000.000 Hz (2–10 MHz) verwendet.

Dabei gilt folgende Regel: Je höher die Schallfrequenz des Schallkopfes ist, um so bessere Bildauflösungen sind damit zu erreichen. Je niedriger die Frequenz ist, um so tiefere Gewebeschichten können abgebildet werden.

Dies ist für die Pädiatrie von besonderer Bedeutung. Es sind für eine optimale Darstellung mehrere Schallköpfe erforderlich, um einerseits Säuglinge und andererseits auch Patienten mit den Körpermaßen eines Erwachsenen untersuchen zu können (Tabelle 1.2). Zur Begrenzung der erforderliche Anzahl von Schallköpfen, wurden Multifrequenzschallköpfe entwickelt. Sie senden Schallimpulse unterschiedlicher Frequenz, z. B. 3–5 MHz. Zum Bildaufbau werden für den Nahbereich die höheren Schallfrequenzen, die eine bessere Bildgüte erlauben, verwendet. Für den Fernbereich stehen dann die energetisch noch gut ausreichenden niedrigeren Schallfrequenzen zur Verfügung.

In den letzten 2 Jahren wird in der Sonographie zunehmend eine neue Art der Bilderzeugung genutzt: „harmonic imaging". Sie beruht auf dem Prinzip, dass das

Tabelle 1.2. Erforderliche Schallkopfmerkmale für die Organuntersuchung (Anhaltswerte)

Untersuchungsregion	Linear	Sektor	Verwendbare US-Frequenzen (MHz) Unter 1 Jahr	Verwendbare US-Frequenzen (MHz) Über 1 Jahr
Kopf transfontanellär	(+)	+++	8– 4	3– 5
Kopf transkranial		+++	4	2
Rückenmark	+++	(+)	5–10	5
Orbita	+++	++	8–10	8–10
Hals	+++	+	7–10	5–10
Herz	(+)	+++	5– 7	3– 5
Abdominalgefäße	++	+++	5– 7	3– 5
Darmwand	+++	(+)	8–10	5– 8
Harntrakt und Retroperitonealraum	++	+++	5– 7	3– 5
Weibliches Genitale	++	+++	5– 7	3– 5
Männliches Genitale	+++	+	7–10	5– 7
Hüfte	+++	+	1–10	5
Muskulatur	+++	(+)	7–10	5

+++ sehr gut geeignet, ++ gut geeignet, + bedingt geeignet, (+) im Regelfall nicht ausreichend geeignet.

Gewebe durch die eingestrahlte Schallenergie zu Schwingungen (Resonanz) angeregt wird. Dabei entstehen, genau wie bei einem Instrument, Oberschwingungen. Üblicherweise verarbeitet das Ultraschallgerät nur Echos derselben Frequenz, mit der gesendet wurde. Beim „harmonic imaging" wird vom Schallgerät jedoch nur die im Gewebe entstehende erste harmonische Oberschwingung (im amerikanischen Sprachgebrauch: „second harmonic") genutzt. Der Vorteil ist, dass der zur Bildgebung genutzte Schall nur eine statt zwei Wegstrecken im Gewebe zurückgelegt hat, und deshalb in der empfangenen Schallenergie nur ein minimaler Anteil von Streuwellen ist. Das führt zu einem deutlich klareren und kontrastreicheren Bild. Besonders vorteilhaft ist diese Technik bei adipösen Patienten. Der Nachteil besteht in einer eingeschränkten Eindringtiefe von ca. 16 cm.

1.2
Bildeinstellung

Um eine möglichst gute Beurteilung während des Untersuchungsgangs und für die spätere Befunddokumentation zu erreichen, ist sorgsam auf eine gute Einstellung des Ultraschallbilds am Monitor zu achten:
- Das Ultraschallbild sollte jede Gewebetiefe gleich hell abbilden.
- Es sollten möglichst viele Graustufen wiedergegeben werden.

— Homogene Areale wie die Harnblase, Gallenblase und Gehirnventrikel sollten echofrei abgebildet sein.

— Die Bildvergrößerung sollte angemessen sein.

Häufig zu beobachtende Fehleinstellungen sind:

— Das Ultraschallbild ist entweder völlig überstrahlt, oder aber es sind Regionen wie der Nahbereich zu dunkel bzw. zu hell einreguliert.

— Das Bild ist auf dem Monitor und später auch auf dem Fotodokument zu klein wiedergegeben. Der zur Verfügung stehende Platz wird nicht genützt. Umgekehrt darf die Bildvergrößerung auch nicht zu groß gewählt sein. Neben der zu beurteilenden Struktur ist auch die benachbarte Region mit abzubilden.

Es ist wichtig zu wissen, dass die Regulierung von Helligkeit und Kontrast am Bildmonitor des Ultraschallgeräts keine Auswirkung auf die Einstellungsmerkmale der Bilddokumention hat, unabhängig davon, ob diese beispielsweise von einem Videoprinter oder einer Multiformatkamera erstellt wurde. Wenn die erstellte Bilddokumentation nicht regelmäßig kontrolliert oder ggf. nachreguliert wird, sind enttäuschende Bilddokumente nicht zu vermeiden. Aus diesem Grund sind konstante Lichtverhältnisse im abgedunkelten Ultraschalluntersuchungsraum sehr vorteilhaft, weil sie die Nachregulierung weitgehend überflüssig machen. Grundsätzlich sollte an einem justierten US-System die Bildhelligkeit ausschließlich über den Tiefenausgleich erfolgen.

1.3
Bilddokumentation

Eine gute Bilddokumentation ist eine unerlässliche Komponente des Untersuchungsgangs. Diese muss – im Falle eines Normalbefunds standardisiert – vorgenommen werden, um möglichst viele anatomische Strukturen zu zeigen. Außerdem bezeugt eine technisch gute und fachkundig angefertigte Bilddokumentation einen angemessenen Untersuchungsstandard. Demgegenüber lassen mangelhafte Ultraschallaufnahmen darauf schließen, dass die diagnostischen Aussagemöglichkeiten der Ultraschalluntersuchung nicht voll ausgeschöpft sind.

Die für jedes Organ bzw. Körperregion erforderlichen Standarddokumentationen werden in den jeweiligen Kapiteln beschrieben.

Allen gemeinsam ist die grundsätzliche Bildorientierung:

Auf Abbildungen im Körperlängsschnitt ist
— die linke Bildseite die kraniale Körperseite,
— die rechte Bildseite die kaudale Körperseite.

Auf Bildern im Körperquerschnitt entspricht
— in Rückenlage die linke Bildseite der rechten Körperseite,
— in Bauchlage die linke Bildseite der linken Körperseite.

Bei der Schädelsonographie entspricht auf Sagittalschnitten die linke Bildseite der Frontalregion, auf Koronarschnitten die linke Bildseite der rechten Hemisphäre.

Eine Ausnahme bildet die Echokardiographie. Hier ist
— die rechte Bildseite kranial,
— die linke Bildseite kaudal

Wenn von den Standardebenen abgewichen wird oder die Bilddokumentations-
ebene nicht klar erkennbar ist, sollte dies extra beschrieben sein. Die Bildebenen
können dazu auf Schemazeichnungen (Piktogrammen) direkt auf dem Monitor-
bild eingegeben werden.

Für die Bilddokumentation ist der sog. „cine loop" eine große Arbeitserleich-
terung. Der cine loop legt automatisch die letzte Bildsequenz in einem elektroni-
schen Bilderspeicher ab. Wenn nun der Untersuchungsgang durch Betätigung der
Freeze-Taste angehalten wird, können diese Bilder wieder rückwärts einzeln auf-
gerufen werden. Das beste Bild wird dann für die Bilddokumentation ausgesucht.
Aus diesem Grund braucht sich der Untersucher nicht mehr darauf zu konzen-
trieren, scharfschützenhaft das optimale Bild durch blitzschnelles Einfrieren ein-
zufangen. Er braucht nur noch darauf zu achten, dass ein gutes Bild in der letzten
Sequenz mit erfasst ist. Insbesondere für dynamische Untersuchungsprozesse
und bei unruhigen Kindern ist mit Hilfe des cine loop eine zügige Dokumentation möglich geworden.

1.4
Befundbeschreibung

Da die Bilddokumentation in der Sonographie nur einen Teil des Untersuchungsgangs für andere Ärzte nachvollziehbar festhält, besitzt die Befundbeschreibung
und -beurteilung einen höheren Stellenwert als bei anderen bildgebenden Verfahren. Bezeichnenderweise ist für andere bildgebende Verfahren wie der klassi-
schen Röntgendiagnostik, Computertomographie, Szintigraphie und Kernspin-
tomographie die Anwesenheit des befundführenden Arztes beim Untersu-
chungsablauf nicht zwingend erforderlich.

Die Befundabfassung sollte ebenfalls standardisiert vorgenommen werden.
Unterschiedliche Untersucher sollen denselben Befund möglichst gleich wieder-
geben.

Zuallererst sollte das Gesehene beschrieben werden. Anschließend wird der
Befund bewertet. In der Bewertung ist die Möglichkeit einer diagnostischen
Fehlschätzung – auch wenn sie nicht anzustreben ist – zulässig. Für die Beschrei-
bung gilt dies nicht.

Eine Befundbeschreibung umfasst folgende Angaben:
— Stammdaten: Patientenname, Geburtsdatum, Untersuchungsdatum
   (diese Angaben werden auch auf den Ultraschallbildern dokumentiert);
— Bildebene (z.B. Längs-, Querschnitt);
— Anatomische Lokalisation eines auffälligen Befundes (z.B. innerhalb,
   neben Organ, Bezug zu Standardebenen);
— Größe des beurteilten Organs ggf. der pathologischen Struktur.

Messeinrichtungen gehören zur Standardausstattung von Ultraschallgeräten. Ihr regelmäßiger Gebrauch zur Bestimmung von Längen, Flächen und Volumina sei hier dringend empfohlen. Dies ist bei pathologischen Befunden für Bewertungen bei Verlaufskontrollen mehr als hilfreich. Die Messtechnik wird in den jeweiligen Organkapiteln beschrieben und an Beispielen gezeigt. Mit Hilfe der Normwerttabellen ist feststellbar, ob die gemessene Organgröße im Normbereich liegt.

Beschreibung von

- *Form und Kontur* (glatt, unregelmäßig);
- *Abgrenzbarkeit eines Organs;*
- erhaltenen *Echomustern:*
  - Schalltextur: gleichmäßig (homogen) – ungleichmäßig (inhomogen), fein – mittelfein – grob,
  - Echogenität: keine – niedrig – hoch;
- *zusätzlichen Strukturen,* die durch
  - Septen (als echogene Linien),
  - Gefäße (als tubuläre Strukturen),
  - Zysten (als echofreie Areale),
  - Verkalkungen (als echogene Areale)

  hervorgerufen werden (wenn sie für den Befund bedeutsam sind);
- dynamische Elemente wie Organverschieblichkeit, Motilität, Verformbarkeit.

Für die Befundabfassung kann das Erstellen von Textbausteinen hilfreich sein. Das kann aber zugleich die Gefahr bergen, dass selbst bei Normalbefunden unverhältnismäßig lange Texte entstehen, deren Lektüre sehr zeitaufwändig ist.

Von nicht zu unterschätzender Wichtigkeit ist die Beschreibung von Organen oder Körperregionen, die sonographisch nicht oder nur unzulänglich beurteilbar gewesen sind. Beispielsweise können bei einer nur noch kleinen Fontanelle lediglich die zentralen Hirnabschnitte abbildbar sein. Ein stark meteoristisches Abdomen kann bewirken, dass sich etwa das Pankreas nicht oder allenfalls in kleinen Bereichen einsehen lässt. Ein sich heftig wehrendes Kind wird ebenfalls nur eine eingeschränkte oder nicht ausreichende Untersuchungsbeurteilung zulassen. Unterbleiben diese Einschränkungen der Untersuchbarkeit in der Befundbeschreibung, kann der abschließende Normalbefund eine Sicherheit vortäuschen, die in Wirklichkeit nicht gegeben ist.

2
Hirnschädel

Die Schädelsonographie ist das primäre bildgebende Verfahren im Säuglingsalter. Durch die in diesem Lebensalter offene große Fontanelle ist eine Darstellung des Gehirns in hoher Bildgüte immer möglich. Die Darstellung durch die Kalotte, die transkranielle Sonographie, ist wegen der ossären Absorption und Reflektion der Schallenergie deutlich schlechter. Deshalb wird in diesem Kapitel der transfontanelläre Zugang am Ausführlichsten vorgestellt.

Transfontanelläre Sonographie

Solange die Fontanelle noch geöffnet ist, sind zumindest die zentralen Gehirnregionen sonographisch sehr gut zu beurteilen. Dies ist im ersten Lebensjahr fast immer gegeben. Je mehr die Fontanelle sich schließt, desto schlechter können die intrakraniellen, insbesondere die kortikalen und andere periphere Areale beurteilt werden.

Zusätzliche Zugangsmöglichkeiten sind das Foramen occipitale (Abb. 2.23), eine noch offene, kleine Fontanelle, weite Schädelnähte und evtl. vorhandene Knochendefekte.

Transkranielle Sonographie

Aufgrund technisch ausgereifter Ultraschallgeräte kann die Untersuchung des Gehirns auch transkraniell, d.h. direkt durch die knöcherne Schädelkalotte erfolgen. Bei jüngeren Kindern, insbesondere bei Früh- und Neugeborenen ist durchaus eine gute Bildgüte zu erreichen. Der Schallkopf wird bevorzugt auf dünnere Kalottenanteile wie z.B. die Temporalschuppe präaurikulär aufgesetzt. Je nach den knöchernen Verhältnissen können hierzu Sektor- wie auch Linearschallköpfe verwendet werden. Sektorschallköpfe haben den Vorteil, dass die Bildschnitte bei unverändertem Auflagepunkt durch Drehen und Schwenken besser variiert werden können. Die schallkopfnahen Areale sind mit Sektorschallköpfen aber schlechter einsehbar. Diese werden von der Gegenseite beurteilt, da sie jetzt schallkopffern liegen und gut einsehbar sind.

Wertvoll ist die transkranielle Sonographie bei Verdacht auf Veränderungen im peripheren, also kalottennahen Bereich wie z.B. bei epiduralen Blutungen oder subduralen Ergüssen.

2.1
Technische Voraussetzungen

Für die transfontanelläre Ultraschalluntersuchung sind Sektorschallköpfe mit möglichst kleiner Auflagefläche und einem Scanwinkel von wenigstens 90° am besten geeignet. Trotzdem liegen weitere sonographisch an sich beurteilbare Gehirnareale außerhalb des abgebildeten Schallsektors (Abb. 2.2). Sie sind durch entsprechende Kippung des Schallkopfs zur Beurteilung mit einzustellen. Es kann also während der dynamischen Untersuchung meist mehr eingesehen werden, als auf den dokumentierten Bildern abgebildet ist.

Curved-array- und Linearschallköpfe sind für die transfontanelläre Schädelsonographie besonders geeignet, wenn die große Fontanelle sehr weit ist und ggf. zusätzlich die Schädelnähte noch sehr breit sind. Dann aber sind mit Linearschallköpfen qualitativ hochwertige Bilder zu erhalten, weil diese die schallkopfnahen Anteile (wie etwa äußere Liquorräume und Kortex) besonders gut abbilden.

Die Schallköpfe sollten für Neugeborene und junge Säuglinge eine Frequenz von mindestens 5 MHz aufweisen, um eine gute Bildauflösung zu gewährleisten. Wenn allerdings die schallkopffernen Regionen, insbesondere die hintere Schädelgrube aufgrund der begrenzten Eindringtiefe nicht ausreichend sichtbar ist, wird der Einsatz von Schallköpfen mit niedrigerer Schallfrequenz und entsprechend besserem Eindringvermögen erforderlich.

Für die transkranielle Untersuchung eignen sich bei älteren Kindern Sektorschallköpfe mit möglichst kleiner Auflagefläche und Frequenzen von 2–3 MHz.

2.2
Untersuchungsvorbereitung

Eine Vorbereitung der Kinder zur Schädelsonographie, etwa durch Sedierung, ist nicht nötig. Für den geübten Untersucher sind die erforderlichen Bildeinstellungen zügig zu erhalten. Günstig sind allerdings Untersuchungsbedingungen, die die kindliche Ruhe fördern: das Kind sollte satt sein, falls erforderlich kann der Säugling während der Untersuchung gefüttert werden. Das Untersuchungsgel sollte vorgewärmt sein, um das Kind nicht durch den Kältereiz zu beunruhigen. Im abgedunkelten und ruhig gehaltenen Ultraschalluntersuchungsraum schlafen die Kinder nicht selten während der Untersuchung ein. Der Säugling muss auch nicht auf der Untersuchungsliege sonographiert werden. Die Untersuchung ist genauso gut im Kinderwagen, im Bett/Inkubator etc. durchführbar. Zu beachten ist, dass eine unnötig lange Untersuchung im Inkubator wegen Kälte und anhaltendem Druck auf die Fontanelle ein Frühgeborenes beeinträchtigen kann.

2.3
Untersuchungsgang

Da das Gehirn in den koronaren Bildebenen spiegelsymmetrische anatomische Verhältnisse aufweist, empfiehlt es sich, aus Gründen des besseren Beurteilbarkeit transfontanellär mit der Koronarebene anzufangen. Dazu wird der Schall-

Abb. 2.1. Einstellung der Bildebenen für die transfontanelläre Sonographie.
1 Mittlerer Koronarschnitt,
2 Mediansagittalschnitt,
3 Parasagittalschnitt

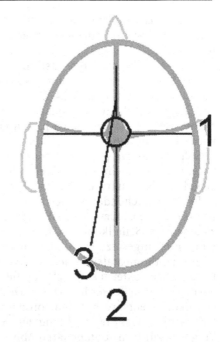

Abb. 2.2. Sagittalschnitt mit Angabe der koronaren Standardebenen.
1 Vorderer Koronarschnitt durch die Orbitadächer,
2 vorderer Koronarschnitt durch die Keilbeinflügel,
3 mittlerer Koronarschnitt,
4 hinterer Koronarschnitt durch das Kleinhirn,
5 hinterer Koronarschnitt durch die Hinterhörner der Seitenventrikel,
6 auf den Okzitalpol optimiert

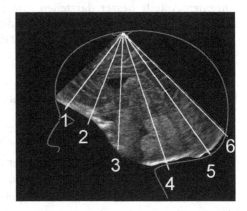

kopf auf die große Fontanelle mit seiner Bildebene längs der Koronarnaht und im rechten Winkel zur Sagittalnaht senkrecht gesetzt (Abb. 2.1). Die erste Bildebene ist der mittlere Koronarschnitt auf Höhe der Foramina interventrikulare (Monroi; Abb. 2.6). Ausgehend von dieser Bildebene wird der Schallkopf nach vorne und hinten gekippt und das Gehirn durchgemustert.

Nach dem koronaren Untersuchungsgang wird das Gehirn im sagittalen Bildebenensektor beurteilt (siehe Anatomie im sagittalen Bildsektor). Der Schallkopf wird aus der Koronarebene um 90° gedreht, seiner Bildebene liegt nun längs der Sagittalnaht und senkrecht zur Koronarnaht (Abb. 2.1). Im Mediansagittalschnitt (Abb. 2.10) haben wir einen guten Gesamtüberblick über die Gehirnanatomie.

Von hier aus wird nun der Schallkopf langsam seitwärts zur Temporalschuppe gekippt und währenddessen die sich dabei darstellenden Hirnabschnitte beurteilt.

Nach dem ersten Durchmustern im koronaren und sagittalen Bildebenensektor sollte noch einmal besonderes Augenmerk auf die Regionen gelegt werden, die außerhalb des Schallkopf-Abbildungssektors lagen. Der Schallkopf muss dazu entsprechend im Koronarschnitt zur Seite und im Sagittalschnitt entsprechend nach vorne oder nach hinten gekippt werden; der jeweilige Sweep muss wiederholt werden.

Sollten massive pathologische Veränderungen des Gehirns die anatomische Orientierung erschweren, ist es hilfreich, die charakteristischen knöchernen Schädelbasis-Strukturen dafür zu Hilfe zu nehmen (s. Schädelbasis).

Bei entsprechender Fragestellung auf periphere Prozesse schließt sich die transkranielle Untersuchungstechnik an, wenn die knöchernen Verhältnisse dies zulassen. Der Schallkopf wird hierzu bevorzugt auf das vergleichsweise dünne Os temporale aufgesetzt. Die Bildebene liegt für die horizontalen Bildebenen parallel zur kanthomeatalen Linie. Diese verläuft vom Oberrand der Orbita zum Meatus acusticus externus. Durch Parallelverschieben können hohe und tiefe Bildebenen eingestellt werden. Durch Drehen um 90° sind koronare Bildebenen zu erhalten. Sie entsprechen den koronaren transfontanellären Bildebenen mit dem Unterschied, dass die Abbildung der Gehirnanatomie auf dem Ultraschallbild im Vergleich zur transfontanellären Abbildung um 90° gedreht ist und sich die kalottenfernen Anteile besser darstellen. Diese Bildebene ist besonders bei älteren Kindern mit geschlossener Fontanelle indiziert.

Der Untersuchungsgang sollte die Beurteilung folgender standardisierter Bildebenen beinhalten.

Transfontanelläre Standardbildebenen

Koronarer Schnittebenensektor		in Abb. 2.2	Abbildung
Vordere Koronarebenen	Auf Höhe der Orbitae	1	2.4
	Auf Höhe der Keilbeinflügel	2	2.5
Mittlere Koronarebene		3	2.6
Hintere Koronarebenen	Auf den Vermis cerebellis optimiert	4	2.7
	Auf die Hinterhörner der Seitenventrikel optimiert	5	2.8
	Auf den Okzitalpol optimiert	6	2.9

Sagittaler Schnittebenensektor		Zu Abb. 2.3	Abbildung
Sagittalebene		1	2.10, 2.11
Linke/rechte Parasagittalebenen	Auf den Seitenventrikel optimiert	2	2.12
	Auf den Hippokampus optimiert	3	2.13
	Auf die Insula optimiert	4	2.15
	Auf den Kortex optimiert	5	2.16

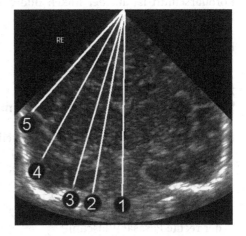

Abb. 2.3. Koronarschnitt mit Angabe der sagittalen Standardebenen.
1 Mediansagittalschnitt,
2 Parasagittalebene auf den Seitenventrikel optimiert,
3 Parasagittalebene auf den Hippocampus optimiert,
4 Parasagittalebene auf die Insula optimiert,
5 Parasagittalebene auf den Kortex optimiert

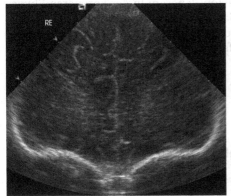
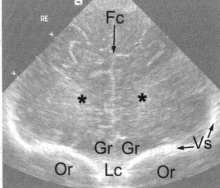

Abb. 2.4. Vorderer Koronarschnitt. *Fc* Falx cerebri, *Gr* Gyrus rectus, *Lc* Lamina cribrosa, *Or* Orbita, *VS* Vordere Schädelgrube, * frontale Marklager

Transkranielle Standardbildebenen

Zugangswege	Von temporal	
	Von frontal	
	Von okzipital	
Orientierung der gewählten Bildebenen	Parallel zur kanthomeatalen Linie	Abb. 2.18, Abb. 2.19
	Gedreht/gekippt zur kanthomeatalen Linie	

Im Sagittalschnitt liegen die frontalen Strukturen der linken Bildseite und die okzipitalen auf der rechten Bildseite, das Gehirn wird also von links betrachtet. Im Koronarschnitt ist auf der linken Bildseite die rechte Hemisphäre, am rechten Bildrand die linke Hemisphäre; es wird von vorne auf das Gehirn angesehen.

Weitere Zugangswege sind die kleine Fontanelle, weite Schädelnähte und das Foramen occipitale magnum (Abb. 2.23).

2.4
Standardebenen zur Fotodokumentation

Im Falle eines Normalbefundes wird jeweils
- der vordere, Koronarschnitt (Abb. 2.4),
- der mittlere Koronarschnitt (Abb. 2.6),
- der hintere Koronarschnitt (Abb. 2.7),
- der Sagittalschnitt (Abb. 2.10, 2.11),
- der linke Parasagittalschnitt (Abb. 2.12, 2.13),
- der rechte Parasagittalschnitt
fotodokumentiert.

Zur Videodokumentation wird der Schallkopf langsam in der koronaren Ebene von frontal nach okzipital und in der Sagittalebene von links nach rechts geschwenkt. Der Schallkopf kann dazu in den Standardbildebenen kurz innegehalten werden, um dann mit dem Schallkopfschwenk fortzufahren.

2.5
Ultraschallanatomie

2.5.1
Anatomie im koronaren Bildebenensektor

Die Falx cerebri ist die Symmetrieachse für die koronaren Bildebenen und sollte deshalb streng senkrecht eingestellt werden. Dies ist durch Nachjustieren der Schallkopfposition mittels Kippen leicht zu erreichen. Durch Parallelverschieben soll die Falx in die Bildmitte gebracht werden.

Zuerst wird die mittlere Koronarebene aufgesucht. Links und rechts der Falx liegen die Gyri der Innenseite der Gehirnhemisphären u.a. der Gyrus cinguli

(Abb. 2.6). Unterhalb der Falx verläuft quer dazu das Corpus callosum. Darunter liegen die zentralen Abschnitte (Cella media) der Seitenventrikel und als schmaler, echofreier oder echoarmer Spalt der dritte Ventrikel. Er kommuniziert über die Foramina Monroi mit den Seitenventrikeln. Dazwischen liegt das echogene Band des Plexus chorioideus. Die Unterhörner sind in der Bildtiefe besser sichtbar, wenn sie ein ausreichendes Lumen besitzen.

Durch Kippen nach frontal werden die vorderen Koronarschnitte eingestellt. Für die hinteren Koronarbildebenen wird der Schallkopf nach okzipital geschwenkt.

Im vorderen Koronarschnitt liegen oberhalb der Orbitaldächer die beiden Frontallappen, die durch den Interhemisphärenspalt voneinander getrennt sind. Die Falx zieht in dieser Bildebene durchgängig von der Fontanelle geradlinig bis zur Lamina cribrosa der Schädelbasis (Abb. 2.4). Die Seitenventrikel und das Corpus callosum reichen nicht so weit nach frontal und können in dieser Ebene nicht gesehen werden.

Die hinteren koronaren Bildebenen werden je nach darzustellender anatomischer Strukturen variiert:

- Trigona der Seitenventrikel (Abb. 2.8),
- Kleinhirn und die Vierhügelplatte (Abb. 2.7).

Die Hinterhörner der Seitenventrikel ziehen im hinteren Koronarschnitt seitlich des unteren Endes der Falx schräg nach unten und außen. Beim nicht erweiterten Seitenventrikel wird das Lumen fast vollständig vom kräftigen Band des Plexus chorioideus eingenommen. Lediglich lateral der medial angehefteten Plexus ist noch ein schmaler echofreier Liquorsaum vorhanden (Abb. 2.8). Bei Frühgeborenen besitzt das Hirnparenchym rings um die Seitenventrikel eine charakteristische Echogenitätserhöhung. Zwischen den Seitenventrikeln liegt das echoarme Splenium corporis callosi, das durch feine, aber kräftige echogene Linien konturiert ist.

Die Vierhügelplatte ist als echoarme, homogene Struktur von der echogenen Cisterna quadrigenima gesäumt. Diese Zisterne ist, wie die Fossa interpeduncu-

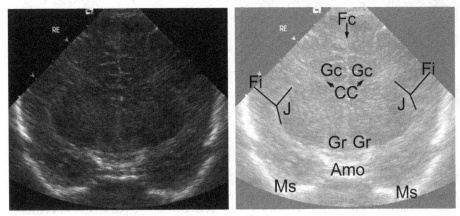

Abb. 2.5. Vorderer Koronarschnitt auf Höhe der Keilbeinflügel. *Amo* Ala minoris ossis sphenoidalis, *CC* Corpus callosum, *Fc* Falx cerebri, *Fi* Fissura sylvii, *Gc* Gyrus cinguli, *Gr* Gyrus rectus, *J* Insula, *MS* mittlere Schädelgrube

laris, wegen Bindegewebssepten und Gefäßbindegewebe nicht echofrei. Von ihr ziehen frontalwärts durch Plexusgewebe und nach okzipital durch das Tentorium cerebelli verursachte echoreiche Linien.

In koronaren Bildebenensektor können fast alle wichtigen zentralen Hirnstrukturen abgebildet und beurteilt werden:

Hirnstruktur	Abbildung
Falx cerebri	2.4–2.9, 2.22
Tentorium cerebelli	2.6, 2.7
Fissura sylvii	2.5, 2.6
Plexus chorioideus	2.6–2.8
Seitenventrikel	2.6–2.8
III. Ventrikel	2.6
Cavum septi pellucidi	2.6
Cavum vergae	2.25
Zysternen	2.22
Corpus callosum	2.5–2.8
Gyrus cinguli	2.6–2.8, 2.22, 2.24, 2.25, 2.27
Nucleus caudatus	2.6
Capsula interna	2.22
Hypothalamus	2.6, 2.22
Thalamus	2.6, 2.7
Kleinhirn	2.7

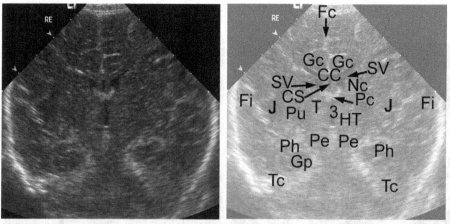

Abb. 2.6. Mittlerer Koronarschnitt durch die Seitenventrikel (*SV*) und den dritten Ventrikel (*3*) auf Höhe der Foramina Monroi (*FM*). *CC* Corpus callosum, *CS* Cavum septi pellucidi, *Fc* Falx cerebri, *Fi* Fissura Sylvii, *Gc* Gyrus cinguli, *Gp* Gyrus parahippocampalis, *HT* Hypothalamus, *J* Insula, *Nc* Nucleus caudatus, *Pc* Plexus chorioideus, *Pe* Pedunculi cerebri, *Ph* Pes hippocampi, *Pu* Putamen, *SV* Seitenventrikel, *T* Thalamus, *Tc* Tentorium cerebelli

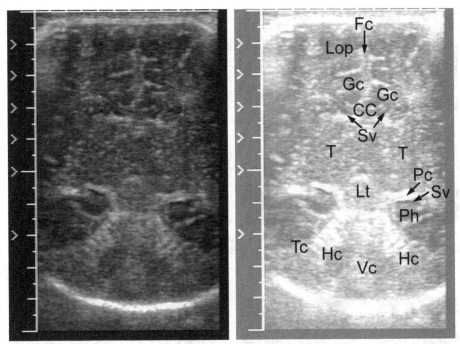

Abb. 2.7. Hinterer Koronarschnitt durch das Kleinhirn. *CC* Corpus callosum, *Fc* Falx cerebri, *Gc* Gyrus cinguli, *Hc* Hemisphaera cerebelli, *Lop* Lobulus paracentralis, *Lt* Lamina tecti, *Pc* Plexus chorioideus, *Ph* Pes hippocampi, *SV* Seitenventrikel, *T* Thalamus, *Tc* Tentorium cerebelli, *Vc* Vermis cerebelli

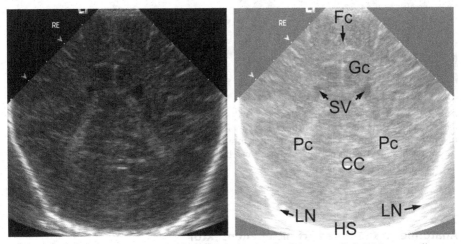

Abb. 2.8. Hinterer Koronarschnitt durch die Hinterhörner der Seitenventrikel. *CC* Corpus callosum, *Fc* Falx cerebri, *Gc* Gyrus cinguli, *HS* Hintere Schädelgrube, *LN* Lambdanaht, *Pc* Plexus chorioideus, *SV* Seitenventrikel

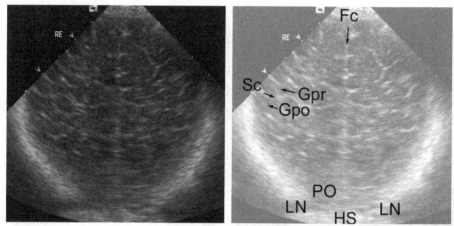

Abb. 2.9. Hinterer Koronarschnitt durch den Okzipitalpol. *Fc* Falx cerebri, *Gpo* Gyrus postcentralis, *Gpr* Gyrus praecentralis, *HS* Hintere Schädelgrube, *LN* Lambdanaht, *PO* Polus occipitalis, *Sc* Sulcus centralis

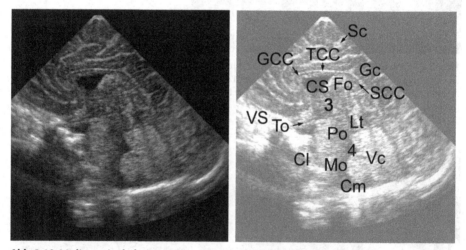

Abb. 2.10. Mediansagittalschnitt. *3* Dritter Ventrikel, *4* vierter Ventrikel, *Cl* Clivus, *Cm* Cistena magna, *CS* Cavum septi pellucidi, *Fo* Fornix, *Gc* Gyrus cinguli, *GCC* Genu corporis callosi, *Lt* Lamina tecti, *Mo* Medulla oblongata, *Po* Pons, *Sc* Sulcus centralis, *SCC* Splenium corporis callosi, *TCC* Truncus corporis callosi, *To* Tractus opticus, *Vc* Vermis cerebelli, *VS* Vordere Schädelgrube

2.5.2
Anatomie im sagittalen Schnittebenensektor

Die Sagittalebene definiert sich durch die gleichzeitige Darstellung eines Gyrus cinguli, des Corpus callosum, des 3. und 4. Ventrikels sowie des Clivus und des Vermis cerebelli.

Der knöcherne Marker für den Mediansagittalschnitt ist das schräg von frontal nach okzipital abfallende echoreiche Band des Clivus (Abb. 2.10). Bei Früh- und Neugeborenen sind anstelle der echoreichen Clivuskante eine Kette von echogenen Knochenkernen zu sehen (Abb. 2.26).

Durch leichtes Seitkippen nach links bzw. rechts wird der Parasagittalschnitt eingestellt. Um hier die Seitenventrikel in ihrem Verlauf abzubilden, muss der Schallkopf okzipital leicht nach außen gedreht werden.

Die Seitenventrikel verlaufen mit ihrer typischen C-Form großbogig um die Thalami und den Nucleus lentiformis (Abb. 2.12). Die knöcherne Orientierung für die Parasagittalebene sind die echogenen, ebenfalls leicht gebogenen Bänder der knöchernen Schädelbasis für die vordere, mittlere und hintere Schädelgrube (Abb. 2.12).

Auch im Sagittalschnitt sind alle wesentlichen zentralen anatomischen Strukturen zu erkennen:

	Abbildung
III. Ventrikel mit Recessius	2.10, 2.11, 2.20, 2.21, 2.26
Cavum septi pellucidi	2.10
Cavum vergae	2.11
Zysternen	2.19, 2.20
IV. Ventrikel	2.10, 2.11
Corpus callosum	2.10, 2.11
Gyrus cinguli	2.10, 2.11, 2.20, 2.21, 2.27, 2.28
Capsula interna	2.12, 2.13, 2.18, 2.28
Lamina tecti	2.11
Hirnstamm mit Pons	2.26
Kleinhirn	2.10, 2.20, 2.26
Nucleus caudatus	2.13, 2.28
Seitenventrikel	2.12, 2.13, 2.27
Plexus chorioideus	2.12, 2.13
Hippocampus	2.12, 2.13, 2.14

2.5.3
Anatomie der horizontalen Bildebenen

Die transkraniellen Horizontalebenen entsprechen denen der Computertomographie.

Zur ersten Orientierung wird der Schallkopf parallel zur kanthomeatalen Linie präaurikulär auf das Os temporale aufgesetzt

Bei den hohen, scheitelnah gelegenen Bildebenen sind auch bei eher mäßiger Bildqualität häufig die echogene Falx cerebri und die Seitenventrikel mit den ebenfalls echogenen Plexus chorioidei im Bereich der Hinterhörner zu erkennen

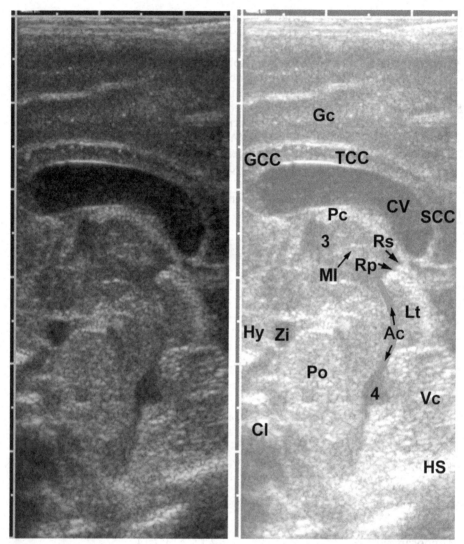

Abb. 2.11. Mediansagittalschnitt. *3* Dritter Ventrikel, *4* vierter Ventrikel, *Ac* Aquaeducuts cerebri, *Cl* Clivus, *CV* Cavum vergae, *Gc* Gyrus cinguli, *GCC* Genu corporis callosi, *HS* hintere Schädelgrube, *Hy* Hypophyse, *Lt* Lamina tecti, *MI* Massa interthalamica, *Pc* Plexus chorioideus, *Po* Pons, *Rp* Recessus pinealis, *Rs* Recessus suprapinealis, *SCC* Splenium corporis callosi, *TCC* Truncus corporis callosi, *Vc* Vermis cerebelli, *Zi* Cisterna interpeduncularis

(Abb. 2.18). Bei hoher Bildgüte können Thalamus, Nucleus lentiformis und das Corpus callosum differenziert werden. In den tiefen Bildebenen sind das Stamm- und das Kleinhirn, das Tentorium cerebelli (Abb. 2.19) darstellbar.

In den transkraniellen Bildebenen können u.a. folgende anatomischen Strukturen beurteilt werden:

- Falx cerebri (Abb. 2.18),
- Tentorium cerebelli (Abb. 2.19),
- Seitenventrikel (Abb. 2.18),
- Plexus chorioideus (Abb. 2.19),
- Gyrus rectus (Abb. 2.19),
- Hirnstamm (Abb. 2.19),
- Kleinhirn (Abb. 2.19).

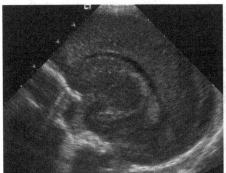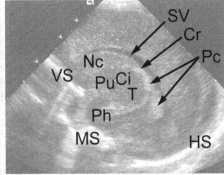

Abb. 2.12. Parasagittalebene, Frühgeborenes noch ohne Gyrierung, beachte die glomusartige physiologische Auftreibung des Plexus chorioideus. *Ci* Capsula interna, *Cr* kaudothalamische Rinne, *HS* hintere Schädelgrube, *MS* mittlere Schädelgrube, *Nc* Nucleus caudatus, *Pc* Plexus chorioideus, *Ph* Pes hippocampi, *Pu* Putamen, *SV* Seitenventrikel, *T* Thalamus, *VS* vordere Schädelgrube

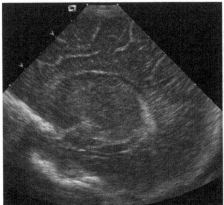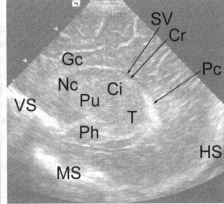

Abb. 2.13. Parasagittalebene bei einem Neugeborenen, beachte die kaskadenförmige Anordnung der Schädelgruben. *Ci* Capsula interna, *Cr* kaudothalamische Rinne, *Gc* Gyrus cinguli, *HS* hintere Schädelgrube, *MS* mittlere Schädelgrube, *Nc* Nucleus caudatus, *Pc* Plexus chorioideus, *Ph* Pes hippocampi, *Pu* Putamen, *SV* Seitenventrikel, *T* Thalamus, *VS* vordere Schädelgrube

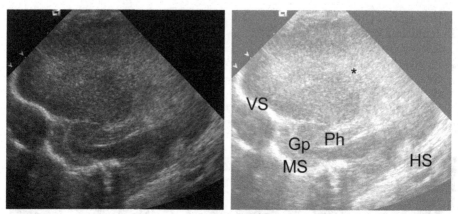

Abb. 2.14. Parasagittalebene lateral des Seitenventrikels bei einem Frühgeborenen mit noch physiologischer „Lissenzephalie", beachte die periventrikuläre Echogenitätserhöhung. *HS* hintere Schädelgrube, *MS* mittlere Schädelgrube, *Ph* Pes hippocampi, * periventrikuläre Echogenitätserhöhung

2.5.4
Sonographische Anatomie des Gehirns

Zur Identifikation und diagnostischen Beurteilung der Hirnstrukturen stehen drei Kriterien zur Verfügung:
- topographisch-anatomischer Lagebezug,
- Form und Kontour,
- Schalltextur bzw. Ausmaß der Echogenität.

Der Untersucher sollte mit der Gehirnanatomie bestens vertraut sein, da er im Unterschied zu anderen bildgebenden Verfahren wie Kernspin und CT am laufenden Bild nicht die Möglichkeit einer Nachbetrachtung hat, sofern er nicht im Routinebetrieb zusätzlich die Realtime-Untersuchung auf Videobändern dokumentiert. Eine gute topographische anatomische Kenntnis erlaubt die Beurteilung von Strukturen wie der Fornix, der Kommissuren, der Epi- und Hypophyse und des Tractus opticus, die sich nicht immer sonographisch abgrenzen lassen. Bei entsprechender Kenntnis können sie auf etwaige Veränderungen beurteilt werden.

Viele parenchymatöse Gehirndetails besitzen eine ähnliche bis identische Schalltextur, so dass inhomogene Regionen im Gehirnparenchym verdächtig auf Varianten oder pathologische Veränderungen sind.

Für die Echogenitätsverhältnisse und die Weite der Liquorräume gibt es altersabhängige Varianten. Bei Frühgeborenen und Neugeborenen haben die parechymatösen Areale – wie zum Beispiel der Kortex – eine eher niedrige Echogenität. Bei Frühgeborenen sind die Liquorräume weitlumiger, die Gyrierung ist noch nicht so ausgeformt (Tabelle 2.1).

Tabelle 2.1. Echogenitätsverhältnisse einzelner Hirnstrukturen

Echofrei	Liquorräume
Mittlere Echogenität	Kortex
	Thalamus
	Nucleus caudatus
	Capsula interna
	Corpus callosum
	Hirnstamm
	Kleinhirnhemisphären
	Marklager
Hohe Echogenität	Plexus chorioideus
	Fissura sylvii
	Sulci cerebri
	Vermis cerebelli
Sehr hohe Echogenität	Schädelbasis (vordere-, mittlere-, hintere Schädelgrube, Clivus)
	Falx cerebri
	Tentorium cerebelli

Strukturen mit hoher Echogenität

Schädelbasis

Die Schädelbasis besitzt in Abhängigkeit von der eingestellten Bildebene eine charakteristische Form. Damit ermöglicht sie auch bei stark veränderten Verhältnissen der Gehirnanatomie eine topographische Bestimmung der abgebildeten Schnittebene. Dies ist insbesondere dann hilfreich, wenn Bilder, die von einem anderen Untersucher angefertigt wurden, nachträglich zu beurteilen sind. Deshalb sollte auf der Standardbilddokumentation die Schädelbasis mit abgebildet sein.

In der vorderen Koronarebene bilden die beiden Orbitadächer mit nach oben konvexem Bogen und die dazwischenliegende Lamina cribrosa mit den darunter liegenden Ethmoidalzellen die knöcherne Basis (Abb. 2.4). Im mittleren Koronarschnitt liegen die beiden mittleren Schädelgruben als kräftiges, echoreiches Band lateral der Pedunculi cerebri (Abb. 2.6). Im hinteren Koronarschnitt wird die knöcherne Schädelbasis von der hinteren Schädelgrube gebildet (Abb. 2.8). Als durchgehender echogener, konkaver Halbkreisbogen bildet diese den Boden der Schädelbasis; so als läge das Gehirn in einer Schale.

Eine weitere charakteristische Schädelbasisstruktur im vorderen Koronarschnitt zeigen die kleinen Keilbeinflügel (Alae minores ossis sphenoidalis). Als vordere Begrenzung der Sella turcica erzeugen sie ein kräftiges echogenes Band, das oberhalb der echogenen Bänder der mittleren Schädelgrube quer zur Schallstrahlrichtung verläuft (Abb. 2.5).

Im Sagittalschnitt liegt links die vordere Schädelgrube als konkaver Bogen. In der Mitte zieht der Clivus als schräg verlaufendes Band geradlinig bis zum Foramen magnum nach unten. Okzipital davon liegt der große Bogen der hinteren Schädelgrube. Bei jungen Säuglingen und Früh-/Neugeborenen stellt sich der Clivus nicht als eigentliche Linie, sondern mit einer linearen Anordnung von echogenen Knochenkernen dar (Abb. 2.20).

Im Parasagittalschnitt sind vordere, mittlere und hintere Schädelgrube kaskadenartig von links oben nach rechts unten angeordnet (Abb. 2.12).

Falx cerebri

Die Falx cerebri liegt im Interhemisphärenspalt zusammen mit den Bindegewebsstrukturen der Pia mater. Deshalb ist sie als eigene Struktur nicht diskriminierbar. Nur wenn sie frei durch einen erweiterten Interhemisphärenspalt zieht und beidseitig von Liquor umgeben ist, wird sie als eigene Struktur in Form einer echoreichen Linie sichtbar. Die Falx bildet im Koronarschnitt und im Transversalschnitt die Symmetrieachse. Vom Interhemisphärenspalt ziehen weitere Septen als echoreiche Linien seitlich in die Sulci auf der Innenseite der Hemisphären ein (Abb. 2.6). Im Sagittalschnitt ist die Falx nur schwer vollständig einzustellen. Dort wird sie dann als störend empfunden, wenn sie einen Teil der abzubildenden anatomischen Gehirnstrukturen wegen ihrer hohen Echogenität verschleiert. Dies lässt sich nur vermeiden, wenn der Schallkopf auf der Fontanelle gering nach paramedian versetzt wird, um dann an der Falx „vorbeizuschallen".

Fissura sylvii

Die sylvische Furche verläuft in der mittleren Koronarebene als eine Linie hoher Echogenität von lateral (Os temporale) und gabelt sich Y-förmig vor der medial gelegenen Insula in zwei Schenkel auf. Oberhalb der Fissura sylvii liegt der Parietallappen, unterhalb der Temporallappen (Abb. 2.5). Beim Frühgeborenen ist die Fissura sylvii weitlumig (Abb. 2.25).

Tentorium cerebelli

Das Tentorium cerebelli ist am Besten im hinteren Koronarschnitt zu erkennen. Dort bildet es als echogenes nach oben konkav gebogenes Band die untere Begrenzung der Temporallappen und die obere Begrenzung der Kleinhirnhemisphären (Abb. 2.7).

Plexus chorioideus

Der Plexus chorioideus besitzt wegen seines großen Anteils an Gefäßbindegewebe eine hohe Echogenität und hebt sich von der mittleren Echogenität des Hirnparenchyms deutlich ab. Bei Ultraschallgeräten mit guter Abbildungsqualität können die feinen Pulsationen des Plexus gesehen werden.

Im Parasagittalschnitt verläuft der Plexus chorioidus bogenförmig am Boden der Seitenventrikel (Abb. 2.13). Dabei begrenzt er die hinteren Teile des Nucleus caudatus und die Capsula interna zum Seitenventrikel hin. Im Bereich des Unterhorns ist er vergleichsweise breit und kräftig. Nach frontal wird er dann schmäler und zieht über die kaudothalamische Rinne (Abb. 2.12) durch das Foramen Monroi und verbindet sich mit dem Plexus chorioidus des dritten Ventrikels. Rostral des Foramen monroi ist kein Plexus chorioideus angelegt.

Im Koronarschnitt ist der Plexus chorioideus am Boden der Pars centralis und im Unterhorn darstellbar.

Im hinteren Koronarschnitt zieht der Plexus chorioideus als kräftiges Reflexband an der Innenseite des Trigonum schräg nach außen (Abb. 2.8).

Echofreie Strukturen

Seitenventrikel

Die Liquorräume sind die einzigen echofreien anatomischen Strukturen und leicht identifizierbar, wenn sie ein ausreichendes Lumen besitzen. Am besten sind die Seitenventrikel abzubilden. Sie können in allen transfontanellären wie transkraniellen Ebenen eingestellt werden.

Im mittleren Koronarschnitt sind die Ventrikelvorderhörner sichelförmig. Den konvexen Boden bildet der Kopf des Nucleus caudatus (Abb. 2.6). Dabei können auch bei gesunden und unauffälligen Kindern minimale Asymmetrien beobachtet werden. Sind diese ausgeprägt, indiziert dies eine sorgfältige neuropädiatrische Abklärung. Im mittleren Koronarschnitt sind auch die Unterhörner mit erfasst. Sie grenzen von medial an den Pes hippocampi an. Meist sind sie selbst aber nur dann sonographisch sichtbar, wenn ihr Lumen erweitert ist.

Im Parasagittalschnitt sind idealerweise alle Anteile der Seitenventrikel im Längsschnitt abzubilden: das Cornu anterius (Vorderhorn), die Pars centralis, das Cornu posterius (Hinterhorn) und das Cornu inferius (Unterhorn; Abb. 2.12). Er hat die Form eines nach vorne offenen C und umfasst bogenförmig den Nucleus caudatus und die Capsula interna. Am Boden des Cornu posterius und inferius liegt der kräftig ausgeprägte, echogene Plexus chorioideus. Vorderhorn und Hinterhorn haben oft ein so zartes Lumen, die sich nicht als echofreie Areale abbilden lassen. Weiterhin kann das Hinterhorn als Varianten nicht angelegt sein. Bei Frühgeborenen sind die Seitenventrikel – wie alle Liquorräume – weitlumig.

III. Ventrikel

Der dritte Ventrikel liegt im mittleren Koronarschnitt zwischen den Thalami und Hypothalami beider Hemisphären. Er ist dort als echofreier, schmaler Spalt senkrecht in der Verlängerung der Falx zu erkennen (Abb. 2.6). Das Dach des dritten Ventrikels wird durch den echoreichen Plexus chorioideus markiert (Abb. 2.11). Im Lumen kann die Massa interthalamica als Parenchymbrücke zwischen beiden Hemisphären erkennbar sein (Abb. 2.22). Unterhalb des dritten Ventrikels liegt die sonographisch echoreiche Cisterna interpeduncularis.

Im Sagittalschnitt zeigt sich die komplexe Form des dritten Ventrikels. Da er sehr schmal ist, muss er genau mit dem Schallkopf eingestellt werden. Dies wird durch die Tatsache erschwert, dass genau oberhalb zwischen Schallkopf und drittem Ventrikel die echogene Falx liegt. Deshalb ist der Ventrikel häufig nicht echofrei, sondern im Vergleich zum umgebenden Parenchym nur etwas echoärmer (Abb. 2.11). Die obere Begrenzung bildet der Plexus chorioideus. Dazwischen liegt die Fornix (Abb. 2.10). Die vordere Begrenzung bilden die Commissura anterior und die Lamina terminalis, die als feines echogenes Band zu sehen ist (Abb. 2.20). Kaudal ist die Randkontur des dritten Ventrikels wegen mehrerer Rezessus „geklüftet". Von unten wird der dritte Ventrikel komplex begrenzt: an die Lamina terminalis schließen sich beiden Ausläufer des Ventrikels: der Recessus opticus und der Recessus infundibuli an, eine weitere untere Begrenzung bilden die medialen Anteile der Pedunculi cerebri. Die hintere Begrenzung bilden das Corpus pineale, in die ebenfalls ein feiner Ausläufer – der Recessus pinealis – zieht, und die Commissura posterior. Im oberen Anteil des Ventrikels kann eine Massa interthalamica als rundes Areal mittlerer Echogenität gelegen sein. Nach hinten setzt sich der dritte Ventrikel in den Aquaeductus cerebri fort.

Aquaeductus cerebri

Der Aquaeductus cerebri liegt als feine anatomische Struktur zwischen den Pedunculi cerebri und der Vierhügelplatte. Wenn er überhaupt sonographisch zu erkennen ist, dann stellt sich der Aquaeduct als echoarme bis echofreie Linie dar (Abb. 2.11). In den transkraniellen Horizontalschnitten ist der Aquädukt als echogenes Areal (Ependym) im Hirnstamm zu erkennen (Abb. 2.19).

IV. Ventrikel

Der vierte Ventrikel liegt zeltförmig auf der Fossa des Rhombenzephalons und weist mit seinem Dach auf den Vermis cerebelli. Im Sagittalschnitt ist der vierte Ventrikel ventral des Vermis cerebelli als ein dreieckiges, echofreies Areal zu erkennen (Abb. 2.11).

Cavum septi pellucidi

Das Cavum septi pellucidi und das Cavum vergae sind regelhafte anatomische Strukturen; bei Früh- und Neugeborenen sind sie wegen ihrer stärkeren Liquorfüllung gut sichtbar. Mit fortschreitendem Lebensalter verschmälert sie sich von rostral nach kaudal.

Das Cavum septi pellucidi ist ein zusätzlicher Liquorraum unter dem Corpus callosum und cranial des dritten Ventrikels (Abb. 2.21). Es wird seitlich von den Laminae septi pellucidi begrenzt (Abb. 2.6). Wenn es sich okzipitalwärts hinter den Columnae des Fornix bis zum Splenium corporis callosi ausdehnt, wird dieser hintere Teil als Cavum vergae bzw. als Cavum veli interpositi bezeichnet (Abb. 2.20).

Äußere Liquorräume

Die äußeren Liquorräume sind 1–2 mm weit, und sind mit dem Sektorschallkopf sonographisch schlecht abgrenzbar. Lediglich beim Frühgeborenen können auch die äußeren Liquorräume physiologischerweise etwas weitlumiger sein.

Mit Ausnahme der Cisterna cerebellomedullaris (Cisterna magna; Abb. 2.10) sind die basalen Cisternen (wie beispielsweise C. chiasmatis, C. pontis, C. ambiens, C. interpeduncularis) echoreich, da in ihnen – wie bei den Sulci zwischen den Gehirnwindungen – zahlreiche Bindegewebsstrukturen liegen.

Die Cisterna magna wird im Sagittalschnitt dargestellt (Abb. 2.10). Sie liegt als echofreies bzw. echoarmes streifenförmiges Areal von etwa 5 mm Breite zwischen dem Vermis cerebelli und der Okzipitalschuppe. Bei Kleinhirnhypoplasien ist sie verbreitert, bei der Arnold-Chiari-Malformation ist sie verschmälert bzw. nicht darstellbar, da dann der Vermis der Okzipitalschuppe direkt anliegt und ggf. in den Spinalkanal herniert.

Strukturen mittlerer Echogenität

Corpus callosum

Das Corpus callosum (Balken) ist die große Kommissur, die die Gehirnhemisphären verbindet. Unterhalb und quer zur Falx cerebri ist es im Koronarschnitt als ein zartes Band niedriger Echogenität zu erkennen (Abb. 2.6). Im Sagittalschnitt liegt der Balken als eine schmales, c-förmig gebogenes echoarmes Band unterhalb dem Gyrus cinguli und oberhalb dem Cavum septi pellucidi, der Fornix und dem Plexus chorioideus des dritten Ventrikels (Abb. 2.10, 2.11). Das echoarme Corpus callosum hat häufig eine echoreiche Kontur. Diese ist auf Bindegewebssepten der Hirnhäute zurückzuführen; zusätzlich verläuft oberhalb des Balkens die kräftig pulsierende A. pericallosa, die aus der A. cerebri anterior abzweigt. Der Balken ist bei Frühgeborenen aufgrund seiner noch nicht so abgeschlossenen Myelinisierung eher schmal. Die einzelnen Abschnitte des Corpus callosum: das vorne gelegene Genu, der Truncus und das okzipitale Splenium sind sonographisch gut beurteilbar (Abb. 2.11), so dass ein partieller Balkenmangel oder eine Balkenhypoplasie gut zu erkennen ist. Ein zusätzliches sonographisches Zeichen für den Balkenmangel ist das gleichzeitige Fehlen des Gyrus cinguli. Statt dessen sind die Gyri radiär zum dritten Ventrikel angeordnet.

Septum pellucidum

Im Koronarschnitt sind die beiden Septa pellucida als zwei feine Linien zu erkennen, die zwischen dem Corpus callosum senkrecht zur Fornix und zum Dach des dritten Ventrikels verlaufen (Abb. 2.6). Zwischen den beiden Septi pellucidi liegt das echofreie Cavum septi pellucidi und ggf. das Cavum vergae. Wegen der anatomischen Feinheit der Septen können sie bei intrakranieller Druckerhöhung einreißen.

Thalamus

Die Thalami liegen lateral unmittelbar neben dem dritten Ventrikel. Im mittleren Koronarschnitt zeigen sich diese runden Areale mit homogener, mittelfeiner Echotextur und mittlerer Echogenität (Abb. 2.6). Im Parasagittalschnitt wird der Thalamus rostral von der Capsula interna und cranial vom Nucleus caudatus und dem Plexus chorioideus des jeweiligen Seitenventrikels (Abb. 2.12) begrenzt.

Radiär durch den Thalamus verlaufen die feinen Vasa thalamostriatae. Sie sind manchmal als echoreiche radiäre Streifen zu erkennen (Abb. 2.27).

Nucleus caudatus

Die Nuclei caudati bilden im mittleren Koronarschnitt den konvexen Boden der Seitenventrikel. Die Echotextur ist homogen und mittelfein und hat eine mittlere Echogenität (Abb. 2.6). Im Parasagittalschnitt können große Anteile des kommaförmigen Nucleus caudatus eingesehen werden. Er liegt oberhalb der Capsula interna und verjüngt sich nach okzipital (Abb. 2.12).

Capsula interna

Die Capsula interna liegt im Koronarschnitt als rundes Areal lateral des Thalamus (Abb. 2.22). Sie besitzt eine ähnliche Schalltextur und Echogenität wie die benachbarten Strukturen und ist derhalb nur schwierig abzugrenzen. Im Parasagittalschnitt bildet sie die Grenzregion zwischen Putamen und Thalamus (Abb. 2.12, 2.13, 2.28).

Hirnmark

Das Hirnparenchym stellt sich mit mittlerer Echogenität dar; seine Schalltextur ist relativ homogen. Lokale Echogenitätserhöhungen sind durch intrazerebrale Gefäße und Bindegwebssepten bedingt. Die durch die echoreiche Pia markierten Sulci ermöglichen die Abgrenzung einzelner Gyri. In der Sagittalebene ist oberhalb des Balkens der Gyrus cinguli (Abb. 2.10) im Längsverlauf gut zu erkennen.

Wenn im Parasagittalschnitt der Schallkopf weit nach temporal gekippt wird, sind auch die auf der Außenseite die Insula (Abb. 2.15) und die Gyri des Temporallappens erkennbar (Abb. 2.16). Die frontalen und okzipitalen Gyri sind im Vergleich dazu sonographisch schlechter darzustellen.

Bei Migrationsstörungen, wie beispielsweise der Lissenzephalie bzw Pachygyrie, ist die Gyrierung vergröbert bzw. fehlend. Als Normvariante ist die Gyrierung beim extrem Frühgeborenen (24. bis 26. SSW) nach nicht voll ausgeformt oder noch gänzlich fehlend. Ferner kann die Operkularisierung inkomlett sein; dies zeigt sich in einer verbreiterten Fissura sylvii (Abb. 2.17).

Beim Frühgeborenen zeigt das periventrikuläre Marklager als Variante eine homogene Erhöhung der Echogenität (Abb. 2.14). Diese physiologische Echogenitätserhöhung, die wie ein Halo um die Ventrikel angeordnet ist, lässt sich von der pathologischen anfänglichen Echogenitätserhöhung der periventrikulären Leukomalazie mittels Verlaufsuntersuchungen unterscheiden. In Verlaufskontrol-

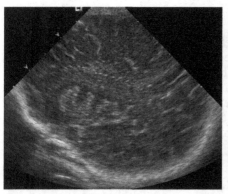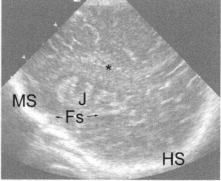

Abb. 2.15. Parasagittalebene auf die Insula optimiert. *Fs* Fissura sylvii, *J* Insula, *MS* mittlere Schädelgrube, * periventrikuläre Echogenitätserhöhung

len transformiert die erhöhte Echogenität bei Leukomalazie zum typischen sonographischen Bild der zystischen Leukomalazie. Die physiologische Echogenitätserhöhung der Frühgeborenen hingegen nimmt in Verlaufskontrollen ab.

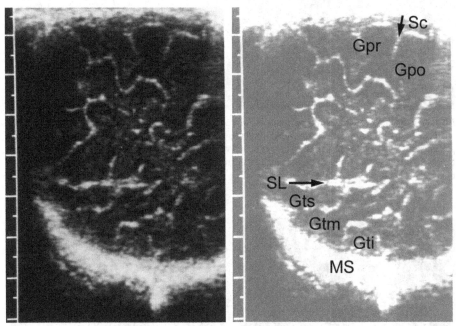

Abb. 2.16. Parasagittalebene auf den Kortex optimiert. *Gti* Gyrus temporalis inferius, *Gtm* Gyrus
temporalis medius, *Gts* Gyrus temporalis superius, *Gpo* Gyrus postcentralis, *Gpr* Gyrus praecentralis, *MS* mittlere Schädelgrube, *Sc* Sulcus centralis, *SL* Sulcus lateralis

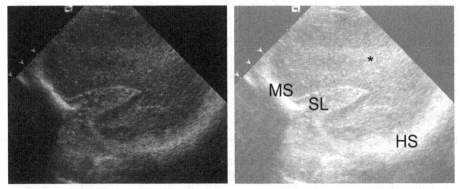

Abb. 2.17. Parasagittalebene auf die Insula optimiert bei einem Frühgeborenen. Als Zeichen der
Unreife fehlt die Gyrierung, der *SL* Sulcus lateralis Fissura sylvii ist noch stark verbreitert, ferner ist
noch klar die periventrikuläre Echogenitätserhöhung (*) zu erkennen

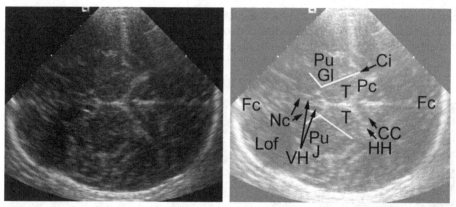

Abb. 2.18. Transkranielle Bildebene parallel zur kanthomeatalen Linie durch die Vorder- und Hinterhörner der Seitenventrikel. *Ci* Capusla interna, *CC* Corpus callosum, *Fc* Falx cerebri, *Gl* Globus pallidus nucleus lentiformis, *HH* Cornu posterius ventriculus lateralis, *J* Insula, *Lof* Lobus frontalis, Nc Nucleus caudatus, *Pu* Putamen nucleus lentiformis, Pc Plexus chorioideus, *T* Thalamus, *VH* Cornu anterius ventriculus lateralis

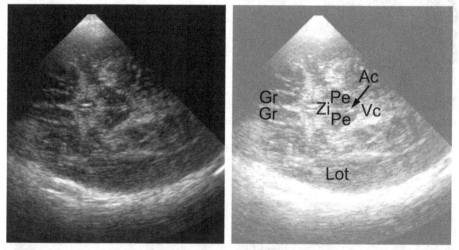

Abb. 2.19. Transkranielle Bildebene parallel zur kanthomeatalen Linie durch den Hirnstamm. *Ac* Aquäductus cerebri, *Gr* Gyrus temporalis, *Lot* Lobus temporalis, *Pe* pedunculi cerebri, *Vc* Vermis cerebelli, *Zi* Cisterna interpeduncularis

Kleinhirn

Das Kleinhirn lässt sich gut im hinteren Koronarschnitt abbilden. Kaudal der echogenen Sicheln des Tentorium cerebelli liegen die beiden Kleinhirnhemisphären mit niedriger Echogenität. Unter guten Schallbedingungen sind sogar die Foliae zu sehen (Abb. 2.7). Der zwischen den Hemisphären gelegene Vermis cerebelli ist dagegen echogen. Besonders gut kann der Vermis cerebelli im Sagittalschnitt eingesehen werden. Hier sitzt er zeltförmig auf dem vierten Ventrikel (Abb. 2.10). Unter günstigen Schallbedingungen können mit gut auflösenden Geräten weitere anatomische Details wie die einzelnen Lobuli wie Lobus centralis, Culmen, Declive, Tuber vermis, Pyramis, Uvula, Nodulus differenziert werden (Abb. 2.21).

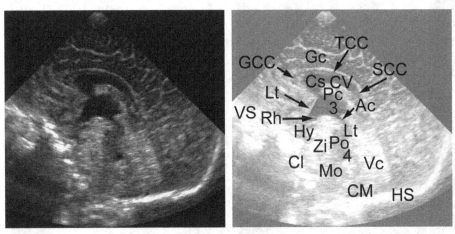

Abb. 2.20. Mediansagittalschnitt. *3* dritter Ventrikel, *4* vierter Ventrikel, *TCC* Corpus callosum, *Cl* Clivus, *Cm* Cistena magna, *CS* Cavum septi pellucidi, *CV* Cavum vergae, *Gc* Gyrus cinguli, *GCC* Genu Corpus callosi, *Hy* Hypophyse, *HS* hintere Schädelgrube, *Mo* Medulla oblongata, *Pc* Plexus chorioideus, *Po* Pons, *Rh* Recessus hypophyseus, *TCC* Corpus callosum, *LT* Lamina terminalis, *Vc* Vermis cerebelli, *SCC* Corpus callosum, *VS* vordere Schädelgrube, *Zi* Cisterna interpeduncularis

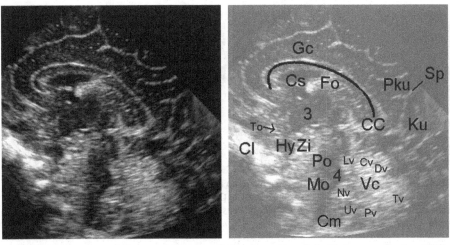

Abb. 2.21. Mediansagittalschnitt. *3* dritter Ventrikel, *4* vierter Ventrikel, *CC* Corpus callosum, *Cl* Clivus, *Cm* Cistena magna, *CS* Cavum septi pellucidi, *Cv* Culmen vermis cerebelli, *Dv* Declive vermis cerebelli, *Fo* Fornix, *Gc* Gyrus cinguli, *Hy* Hypophyse, *Ku* Kuneus, *Lv* Lobus centralis vermis cerebelli, *Mo* Medulla oblongata, *Nv* Nodulus vermis cerebelli, *Pv* Pyramis vermis cerebelli, *Sp* Sulcus parietooccipitalis, *To* Tractus opticus, *Tv* Tuber vermis cereblli, *Uv* Uvula vermis cereblli, *Vc* Vermis cerebelli, *Zi* Cisterna interpeduncularis

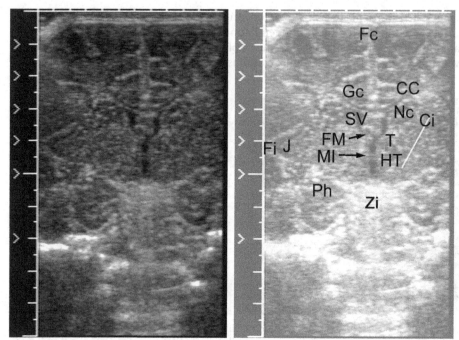

Abb. 2.22. Mittlerer Koronarschnitt mit einem Linearschallkopf hergestellt. *3* Dritter Ventrikel, *CC* Corpus callosum, *Ci* Capsula interna, *Fc* Falx cerebri, *Fi* Fissura sylvii, *FM* Foramen interventriculare Monroi, *Gc* Gyrus cinguli, *HT* Hypothalamus, *J* Insula, *MI* Massa interthalamica, *Nc* Nucleus caudatus, *Ph* Pes hippocampi, *SV* Seitenventrikel, *T* Thalamus, *Zi* Cisterna interpeduncularis

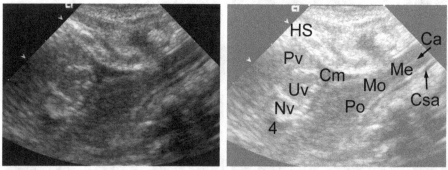

Abb. 2.23. Darstellung durch das Foramen magnum (Sagittalebene). *4* Vierter Ventrikel, *Ca* Commissura anterior (alba), *Csa* Cavum subarachnoidale, *Cm* Cisterna cerebellomedullaris, *Me* Medulla, *Mo* Medulla oblongata, *Nv* Nodulus vemis cerebelli, *Po* Pons, *Pv* Pyramis vermis cerebelli, *HS* hintere Schädelgrube, *Uv* Uvula vermis cerebelli

Hirngefäße

Die großen Gehirnarterien zeigen im Real-Time-Mode kräftige Pulsationen. Im Standbild und auf Abbildungen sind sie nicht eindeutig identifizierbar. Im Koronarschnitt, sollte der Untersucher beurteilen, ob die Pulsationen symmetrisch sind.

Die Aa. cerebri mediae sind entsprechend ihrem Längsverlauf am Besten im mittleren Koronarschnitt sichtbar; die Aa. cerebri anteriores und die A. basilaris sind im Sagittalschnitt zu beurteilen. Die Pulsationen der Aa. cerebri mediae liegen zwischen Insula und Temporallappen in der Fissura sylvii. Die Pulsationen der A. carotis, A. basilaris und des Circulus Willisi sind im Bereich der Schädelbasis zu erkennen. Bei Verdacht auf Gefäßveränderungen ist die Realtime-B-Bildsonographie nicht ausreichend; hier ist die Dopplersonographie indiziert. Mit dem Farbdoppler oder oft besser noch mit dem Power-Doppler (Angio-Mode) kann der Gefäßverlauf sichtbar gemacht werden. Ferner kann mit hochauflösenden Schallköpfen der unter der Schädelkalotte verlaufende Sinus sagittalis superior im Bereich der großen Fontanelle abgebildet werden (Abb. 2.24).

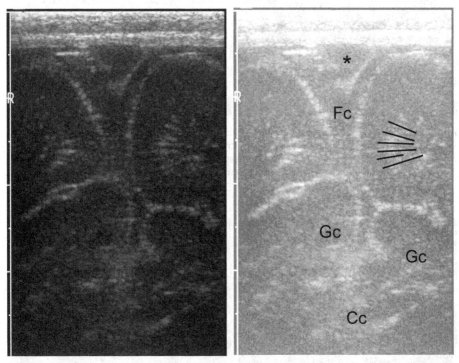

Abb. 2.24. Koronarschnitt (Nahfeld) bei 14 Monate altem männlichen Säugling. Gut sichtbarer im Querschnitt dreieckiger Sinus sagittalis superior (*), verbreiterte Fissura longitudinalis. Beachte die radiär angeordneten Gliafasern (—), längs derer die neuronale Migration stattfindet. *CC* Corpus callosum, *Fc* Falx cerebri, *Gc* Gyrus cinguli

Normvarianten

Früh- und Neugeborene haben eine niedrige Echogenität des Gehirnparenchyms. Zusätzlich ist bei Frühgeborenen weit vor der 30. SSW noch keine migrationsinduzierte Differenzierung des Kortex erfolgt: der Kortex ist noch wie bei einer Pachygyrie wenig gyriert (Abb. 2.26) oder sogar wie glatt (Abb. 2.17). Andererseits können sich bei ihnen die periventrikulären Parenchymanteile mit höherer Echogenität darstellen (Abb. 2.14). Insgesamt sind beim Früh- und Neugeborenen die inneren und äußeren Liquorräume weitlumiger mit klaffender Fissura sylvii (Abb. 2.25).

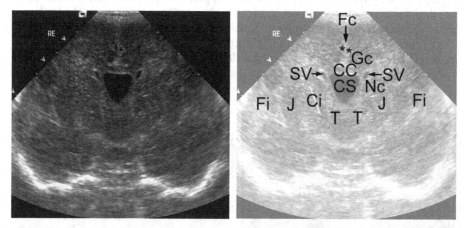

Abb. 2.25. Mittlerer Koronarschnitt bei einem Frühgeborenen mit breitem Cavum vergae und stark verbreiteter Fissura sylvii. noch recht plumper Gyrierung und breiter Sulci (*). *Ci* Capsula interna, *Fc* Falx cerebri, *Fi* Fissura sylvii, *CC* Corpus callosum, *Gc* Gyrus cinguli, *HT* Hypothalamus, *J* Insula, *Nc* Nucleus caudatus, *SV* Seitenventrikel, *T* Thalamus

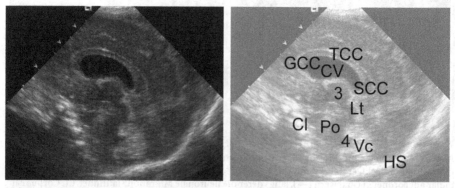

Abb. 2.26. Sagittalschnitt bei einem Frühgeborenen mit beginnender Gyrierung. *3* Dritter Ventrikel, *4* vierter Ventrikel, *Cl* Clivus, *GCC* Genu corporis callosi, *HS* hintere Schädelgrube, *Lt* Lamina tecti, *Po* Pons, *SCC* Splenium corporis callosi, *TCC* Truncus corporis callosi, *Vc* Vermis cerebelli

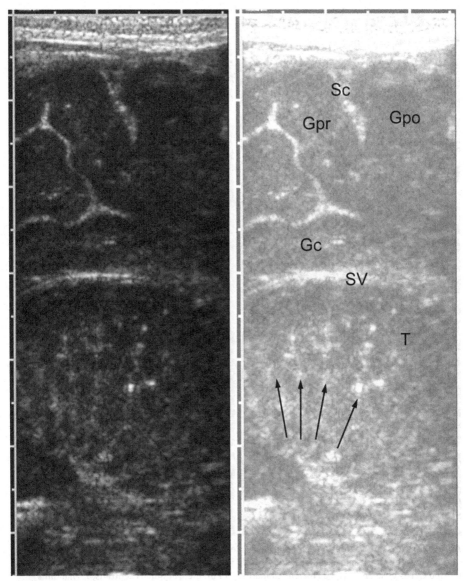

Abb. 2.27. Parasagittalschnitt bei einem Frühgeborenen mit Darstellung der Vasa thalamostriatae (*Pfeile*). *Gc* Gyrus cinguli, *Gpr* Gyrus praecentralis, *Gpo* Gyrus postcentralis, *Sc* Sulcus centralis

Eine weitere Variante sind geringe Asymmetrien der Ventrikelweite (Abb. 2.22), ohne dass pathologische Befunde wie beispielsweise Hirnblutungen vorliegen. Um diese Asymmetrien gegenüber Liquorabflussstörungen abzugrenzen, sollten in Zweifelsfällen und bei ausgeprägteren Befunden neben einer klinischen Beurteilung sonographische Verlaufskontrollen vorgenommen werden.

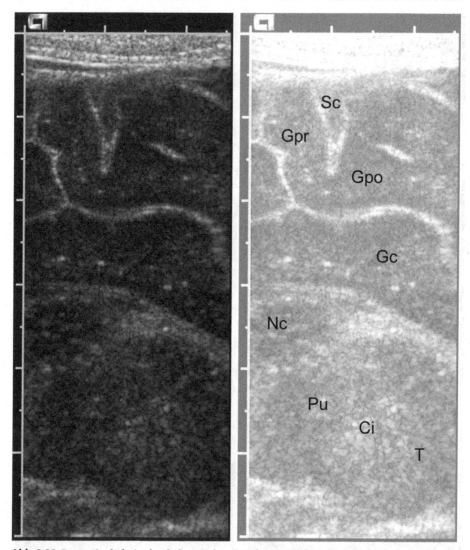

Abb. 2.28. Parasagittalschnitt durch den Nucleus lentiformis, noch nicht abgeschlossene Gyrierung und noch weitlumiger Sulcus centralis. *Ci* Capsula interna, *Gc* Gyrus cinguli, *Gpr* Gyrus praecentralis, *Gpo* Gyrus postcentralis, *Nc* Nucleus caudatus, *Pu* Putamen, *Sc* Sulcus centralis, *T* Thalamus

Auch der Plexus chorioideus der beiden Seitenventrikel kann etwas asymmetrisch und sehr plump sein.

Ferner kann bei Frühgeborenen das Corpus callosum aufgrund einer noch nicht ausgeprägten Myelinisierung als ein nur sehr zartes, homogenes Band niedriger Echogenität sichtbar sein.

Messwerte

Die Organometrie konzentriert sich auf die Ventrikelweite. Hier interessiert besonders, ob bei Vorliegen eines Hydrozephalus eine Progredienz festzustellen ist. In diesen Fällen sind die Messwerte bei Verlaufskontrollen wichtig und hilfreich. Hierzu können die Weite der Ventrikel, ihre Umfänge und dazugehörigen Flächen in den Standardebenen vermessen bzw. berechnet werden. Diese Messungen ersetzen allerdings nicht den direkten Bildvergleich, um abschließend eine etwaige Progredienz mit den entsprechenden Konsequenzen festzustellen.

In der mittleren Koronarebene auf Höhe der Foramina Monroi ist die Vermessung am besten standardisiert. Allerdings sind beim progredienten Hydrozephalus die Veränderungen im hinteren Koronarschnitt ausgeprägter.

Ein seit Längerem verwendeter Messwert ist der Seitenventrikel-Hemisphären-Quotient. Nach dem Messen der Weite des Seitenventrikels und der dazugehörigen Breite der Hemisphäre zwischen Falx und Temporalbein wird dieser Quotient bestimmt und der Prozentwert der Ventrikelweite in Bezug auf die Hemisphärenbreite angegeben. Für Früh- und Neugeborene beträgt dieser Wert 24–36%.

Die im mittleren Koronarschnitt gut messbaren Seitenventrikelumfänge zeigen eine hohe Korrelation zum Kopfumfang. Die Seitenventrikel von Neugeborenen haben einen Querdurchmesser von 7–15 mm und eine Fläche von 0,1–0,5 cm^2. Ihr dritter Ventrikel ist 3–10 mm breit.

Andere Messstrecken und Winkel sind aufwändiger zu bestimmen, ohne dass sie größere klinische Bedeutung hätten.

Untersuchungsindikationen

- Frühgeborene
- Bekannte prä- und perinatale Risikofaktoren
- Z. n. kompliziert verlaufener Geburt
- Komplizierter postpartaler Verlauf
- Verdacht auf Hirnblutung/Hydrozephalus
- Auffällige neurologische Befunden
- Hirndruckzeichen
- Zunehmender Kopfumfang
- Gespannte Fontanelle
- Weiter Schädelnähte
- Unklarer Hämoglobinabfall
- Respiratorische Probleme
- Fehlbildungen und Dysmorphien
- Verdacht auf Kindesmisshandlung
- Unfälle und Stürze
- Meningitiden und septische Infektionen
- Onkologische Erkrankungen

3
Rückenmark

Der Spinalkanal lässt sich beim Neugeborenen und im Säuglingsalter sonographisch am besten untersuchen. Im späteren Lebensalter verwehren die dann ossifizierten Wirbelbögen einen ausreichenden Einblick.

3.1
Technische Voraussetzungen

Linearschallköpfe eignen sich wegen ihrer guten Nahfeldauflösung und großen Bildbreite am besten. Je nach Größe des Kindes werden Frequenzen von 5–10 MHz eingesetzt.

3.2
Untersuchungsvorbereitung

Grundsätzlich kann die Untersuchung ohne Vorbereitung des Kindes erfolgen. Bei Säuglingen empfiehlt es sich, nach der Mahlzeit zu untersuchen. Ruhige Untersuchungsbedingungen sind sehr hilfreich. Eine ausgeprägte Lendenlordose wird durch leichtes Unterpolstern des Abdomens (Bauchlage des Kindes) ausgeglichen.

3.3
Untersuchungsgang

Untersucht wird von dorsal in Bauchlage des Kindes. Bei Untersuchung des kraniozervikalen Übergangs liegt das Kind in Seitlage, das Kinn ist dabei angezogenen.

Die Untersuchung beginnt in der Medianlinie parallel zur Körperlängsachse. Wenn der Spinalkanal wegen der ossifizierten Wirbelbögen und Dornfortsätze nicht einsehbar ist, wird der Schallkopf leicht nach paramedian verschoben und zur Mittellinie hin gekippt. So lässt sich ein Einblick durch die Foramina intervertebralia erzielen. Der Spinalkanal ist dann jedoch immer nur segmental einsehbar, da die verknöcherten Wirbelbögen wie ein Lattenzaun wirken.

Von kranial kommend wird das Myelon im Längsschnitt dargestellt (Abb. 3.1). Der 5. Lendenwirbelkörper lässt sich an seiner typischen Stellung gegenüber dem leicht nach dorsal abgewinkelten Os sacrum erkennen. Von hier aus werden die

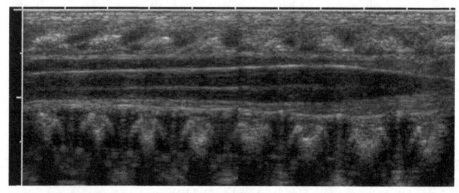

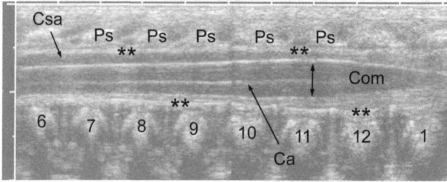

Abb. 3.1. Longitudinalschnitt über BWK 6–LWK 1. *(schwarzer, senkrechter Doppelpfeil ↕)* Intumescentia lumbalis, *Ca* Commissura anterior, *Com* Conus medullaris, *Csa* Cavum subarachnoidale, *Ps* Processus spinosus, ** Dura und Arachoidea

Wirbelkörper nach kranial gezählt und die Höhe des Conus medullaris bestimmt (Abb. 3.2). Anschließend wird der Spinalkanal im Querschnitt untersucht. Dabei wird die Position des Myelons im Spinalkanal und die Ausformung der Cauda equina beurteilt (Abb. 3.3).

Abschließend, wenn das Kind mit der Untersuchung etwas vertraut ist und nicht mehr zu viel Angst hat, wird der kraniospinale Übergang untersucht. Wegen der Größe der Linearschallköpfe gelingt hier nur eine Darstellung in transversaler Richtung.

3.4
Standardebenen zur Fotodokumentation

In den zu untersuchenden Abschnitten des Spinalkanals wird das Myelon bzw. die Cauda equina im Längs- und Querschnitt dokumentiert. Pathologische Befunde erfordern ggf. zusätzliche Aufnahmen.

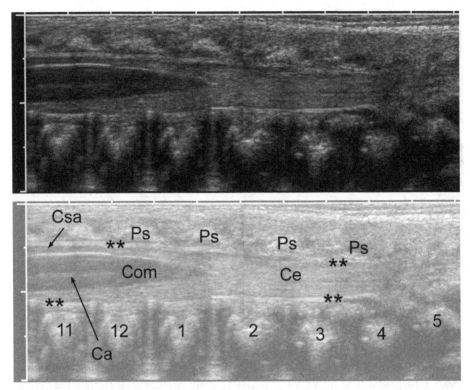

Abb. 3.2. Longitudinalschnitt über BWK 11–LWK 5. *Ca* Commissura anterior, *Ce* Cauda equina, *Com* Conus medullaris, *Csa* Cavus subarachnoidale, *Ps* Processus spinosus, ** Dura und Arachnoidea

3.5
Ultraschallanatomie

Das Myelon liegt im Spinalkanal zentral bzw. gering exzentrisch zur Ventralseite hin verlagert. Es stellt sich insgesamt echoarm mit einer zentralen echoreichen Struktur, der Commissura anterior, dar. Das Cavum subarachnoidale ist mit echofreiem Liquor ausgefüllt. Das Myelon ist von einem echoreichen Rand, der Pia mater, umgeben. Das Rückenmark gibt in regelmäßigen Abständen nach rechts und links symmetrisch die Ventral- und Dorsalwurzeln der Spinalnerven ab. Im Thorakalbereich ist das Rückenmark zusätzlich, ebenfalls beiderseits lateral, durch die Ligamenta denticulata fixiert (Abb. 3.5). Die den Wirbelkanal auskleidende Dura und Arachnoidea lassen sich sonographisch nicht voneinander differenzieren und bilden sich als eine durchgehende echoreiche Linie ab. In Höhe von B9–B11 hat das Myelon einen größeren Durchmesser (Intumescentia lumbalis) und läuft bis L1 kegelförmig spitz aus (Conus medullaris; Abb. 3.2). Kaudal hiervon schließt sich das Bündel der echoreichen Spinalnerven (Cauda equina) an. Im Longitudinalschnitt ist das normale Filum terminale zwischen den Spinalnerven der Cauda schwer isolierbar (Abb. 3.3).

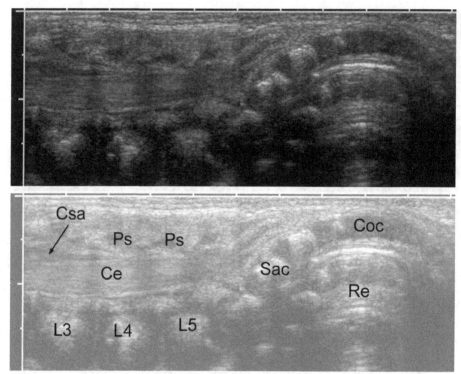

Abb. 3.3. Longitudinalschnitt LWK 3–Os coccygis. *Ce* Cauda equina, *Coc* Os coccygis, *Csa* Cavum subarachnoidale, *Ps* Processus spinosus, *Re* Rectum, *Sac* Os sacrum

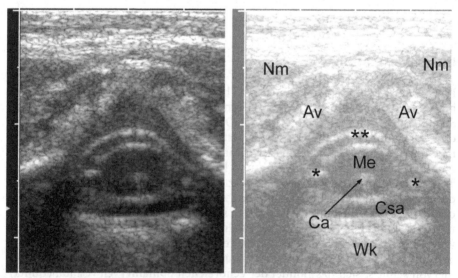

Abb. 3.4. Transversalschnitt in Höhe C 5. *Av* Arcus vertebrae, *Ca* Commissura anterior, *Csa* Cavum subarachnoidale, *Me* Medulla spinalis, *Nm* Nackenmuskulatur, *Wk* Wirbelkörper, * Spinalnervenwurzel, ** Dura und Arachnoidea

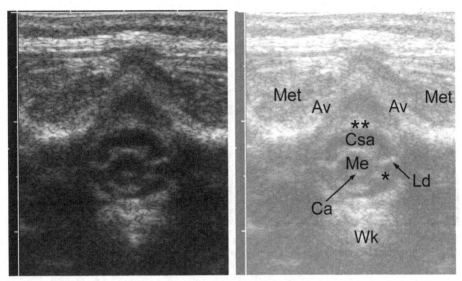

Abb. 3.5. Transversalschnitt in Höhe B 6. *Av* Arcus vertebrae, *Ca* Commissura anterior, *Csa* Cavum subarachnoidale, *Me* Medulla spinalis, *Met* M. erector trunci, *Ld* Ligamentum denticulatum, *Wk* Wirbelkörper, *Spinalnervenwurzel, **Dura und Arachnoidea

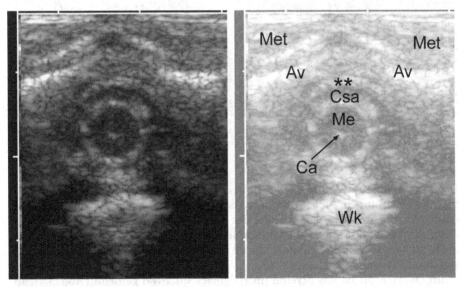

Abb. 3.6. Transversalschnitt in Höhe B 12. *Av* Arcus vertebrae, *Ca* Commissura anterior, *Csa* Cavum subarachnoidale, *Me* Medulla spinalis, *Met* M. erector trunci, *Wk* Wirbelkörper, **Dura und Arachnoidea

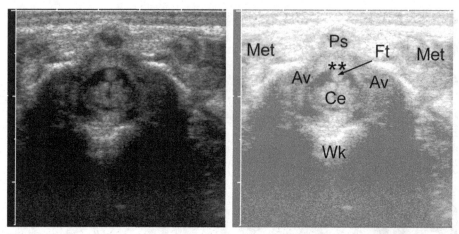

Abb. 3.7. Transversalschnitt in Höhe L 3. *Av* Arcus vertebrae, *Ce* Cauda equina, *Ft* Filum terminale, *Met* M. erector trunci, *Ps* Processus spinosus, *Wk* Wirbelkörper, ** Dura und Arachnoidea

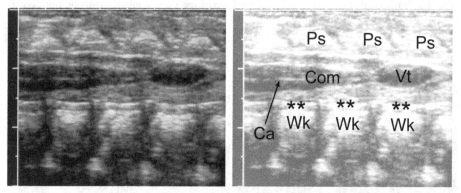

Abb. 3.8. Längsschnitt über dem Conus medullaris. *Ca* Commissura anterior, *Com* Conus medullaris, *Ps* Processus spinosus, *Vt* Ventriculus terminalis, *Wk* Wirbelkörper, ** Dura und Arachnoidea

Im Transversalschnitt kann es jedoch beim Säugling gelingen, das Filum terminale als Struktur in der Mittellinie, dorsal der Spinalnerven, zu erkennen (Abb. 3.7). Die Spinalnerven in Höhe der Cauda equina sind oft in zwei symmetrisch zur Mittellinie angeordneten Bündeln organisiert (Abb. 3.7). Der Spinalkanal biegt kaudal von L5 leicht nach dorsal in den sakralen Teil ab. Hier verjüngt er sich rasch. Er endet meist bei S2–S3.

Im Querschnitt ist das Myelon im Halsmark queroval geformt (Abb. 3.4), ab dem Brustmark rund (Abb. 3.5). Im Realtime-Bild sind auf der Ventralseite des Myelons die kräftigen Pulsationen der A. spinalis anterior erkennbar. Diese übertragen sich auf das Myelon und setzen es in eine gedämpfte, gut erkennbare Schwingung. Ventral des starken Echos der Dura sind in regelmäßigen Abständen die Dorsalechos der Wirbelkörper mit den dazwischenliegenden echoarmen Intervertebralscheiben sichtbar.

Bei einigen Neugeborenen findet sich, dann meist unmittelbar an der Spitze des Conus medullaris gelegen, eine zystische Struktur, der Ventriculus terminalis (Abb. 3.8). Es ist ein physiologischer Rest der morphologischen Prozesse bei der Neurulation und der Kanalisierung des kaudalen Neuralrohrs während der Embryonalzeit.

Beurteilungskriterien

- *Form*: normale Breite des Myelons, Hypotrophie, Dopplung, Ausformung des Conus medullaris, Dicke des Filum terminale
- *Position*: Konus bei B12/L1, bei Neugeborenen bis L2; Konustiefstand
- Puls- und atemsynchrone bzw. -induzierte Schwingungen des Myelons und der Cauda equina

Untersuchungsindikationen

- Dysrhaphie
- Dermalsinus (aber nicht Sakralgrübchen!)
- Pilonidalnävus
- Analatresie
- Kaudale Regression
- Wirbelkörperfehlbildung
- „Neurogene" Blase
- Anorektale Fehlbildungen
- Konnatale Fußfehlstellungen

4
Orbita und Bulbus oculi

Das Auge eignet sich wegen seiner oberflächlichen Lage hervorragend zur sonographischen Untersuchung. Insbesondere können der Augenhintergrund und die bulbusnahen Teile des N. opticus mit seinen Hüllen gut beurteilt werden.

4.1
Technische Voraussetzungen

Zur transorbitalen Sonographie eignen sich hochauflösende Linearschallköpfe mit Frequenzen über 7 MHz. Damit gelingt eine aussagekräftige Abbildung des Augenhintergrunds und des N. opticus. Sektorschallköpfe hingegen werden zur Gewinnung eines Gesamtüberblicks über die Orbita sowie zur Beurteilung der Orbitawände und Augenmuskulatur eingesetzt.

4.2
Untersuchungsvorbereitung

Die Untersuchung kann ohne besondere Vorbereitung jederzeit erfolgen. Um ein verwertbares Ergebnis zu erzielen, ist jedoch die Mitarbeit des Patienten äußerst hilfreich. Gerade bei dieser Untersuchung ist das vertrauenschaffende Gespräch mit dem Patienten nötig. Dadurch sind auch Kleinkinder motivierbar. Zum Beispiel kann man ankündigen, dass heute etwas gemacht würde, das eigentlich nur bei großen Kindern ginge (welches Kind gibt schon zu, dass es noch klein ist?) und dass man heute statt „Bäuchlein streicheln" das „Auge streicheln" würde. Das führt meist zu einer ungläubigen Reaktion. Also macht der Untersucher es zunächst an sich selbst vor. Dann darf das Kind die Schallkopfoberfläche anfassen und sich überzeugen, dass sie glatt ist. Anschließend streichelt man mit dem Schallkopf die Wange des Kindes, „hangelt" sich so langsam an das Untersuchungsorgan heran und fährt mit dem Schallkopf leicht über das geschlossene Augenlid. Hat der Untersucher dieses Stadium der Vertrauensbildung erreicht, dann kündigt man dem Kind nur noch das Aufbringen des Kontaktgels an, und die Untersuchung kann beginnen. Eventuell ist es hilfreich, die Untersuchung zunächst bei der Mutter vorzunehmen.

4.3
Untersuchungsgang

Der Patient befindet sich in Rückenlage, der Kopf ist evtl. bis zu 30° gebeugt. Unter Verwendung eines sterilen Ultraschallgels wird der Schallkopf in transversaler Richtung auf das geschlossene Augenlid aufgesetzt. Um unangenehmen Druck auf das Auge zu vermeiden, stützt der kleine Finger die Hand und den Schallkopf auf der Stirn des Kindes ab. Wenn möglich fordern wir die Patienten auf, durch die geschlossenen Lider konsequent geradeaus zu „blicken". Der Schallkopf wird aus der oberen temporalen Position in die Regionen des Austrittspunkts des N. opticus in mediokranialer Richtung geschwenkt. Zur Vermeidung von Artefakten wird die Untersuchung möglichst ohne Druckausübung ausgeführt (Abb. 4.1).

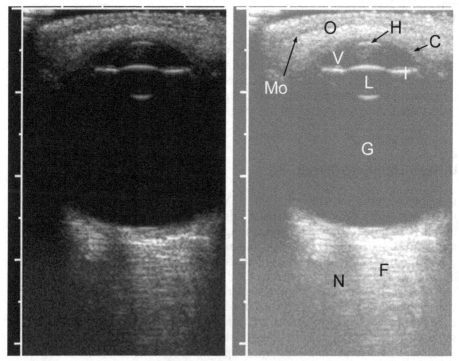

Abb. 4.1. Transversalschnitt durch das Oberlid (*O*) mit vorderer Augenkammer (*V*). *C* Kornea, *F* retroorbitales Fett, *G* Glaskörper, *H* Echo an der Korneahinterwand, *I* Iris, *L* Linse, *Mo* M. orbicularis oculi und echoreicher Tarsus, *N* N. opticus

4.4
Standardebene zur Fotodokumentation

Abgebildet werden der Bulbus, die Papille und ein möglichst langer und senkrecht in die Bildtiefe verlaufender Teil des retrobulbären N. opticus. Schräge Anschnitte des N. opticus werden vermieden. Weitere Bilddokumentationen erfolgen, falls nötig, befundoptimiert.

4.5
Ultraschallanatomie

Beim Blick „geradeaus" ist unmittelbar unter dem Augenlid die Kornea mit der vorderen Augenkammer gelegen (Abb. 4.1). Sie wird nach dorsal von der Iris und der Vorderseite der Linse begrenzt. In der hinteren Augenkammer liegt unmittelbar an die Iris anschließend die Linse. Von der echofreien Linse sind nur die Vorder- und Rückseite an ihren Grenzechos erkennbar. Den größten Teil des Bulbus nimmt der Glaskörper ein. Sein Inhalt ist echofrei. Die Reste der A. hyaloidea, der Canalis hyaloideus sind beim Gesunden nicht erkennbar. Die Hinterfläche des Bulbus ist glatt und harmonisch gerundet.

Weiterhin werden die Papille bezüglich ihrer Konfiguration bzw. einer Prominenz sowie der N. opticus begutachtet (Abb. 4.2). Als normal wird eine Papille beurteilt, die sich harmonisch in die Konvexität der Bulbushinterwand einfügt. Im

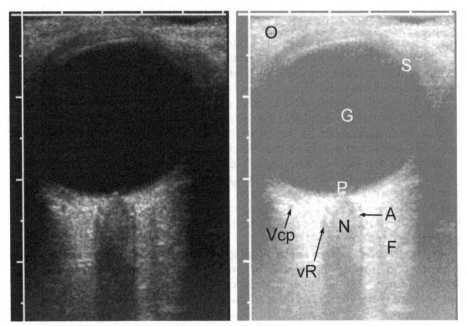

Abb. 4.2. N. opticus (*N*) und retrobulbäre Strukturen. *A* Arachnoidea, *F* retroorbitales Fett, *G* Glaskörper, *P* Papille, *O* Oberlid, *S* Sklera, *Vcp* V. ciliaris posterior, *vR* virtueller Raum

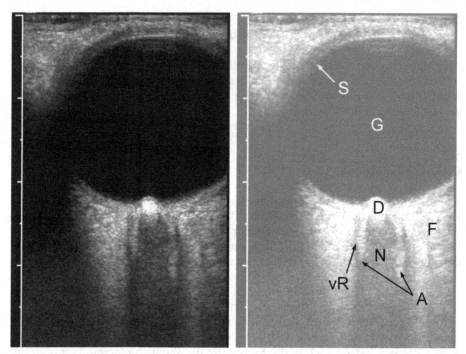

Abb. 4.3. Drusenpapille (*D*). *A* Arachnoidea, *F* retroorbitales Fett, *G* Glaskörper, *N* N. opticus, *S* Sklera, *vR* virtueller Raum

Zentrum der Papille kann sich oft eine kleine Vorwölbung finden, hervorgerufen durch die A. centralis retinae. Eine Variante stellt die Drusenpapille dar, bei der sonographisch im Zentrum der Papille ein echoreicher Fleck erkennbar ist (ophthalmoskopisch imponiert dieser Befund als Stauungspapille; Abb. 4.3).

Von der Papille ausgehend verbreitert sich der Nerv beim Durchtritt durch die Sklera nach dorsal konisch (Abb. 4.2). Dorsal des Bulbus ändert der Nerv seinen Durchmesser nicht mehr. Er ist von mittelgradiger Echogenität und wird beidseits von einem zarten echoreichen Streifen, den Hüllen des N. opticus (Dura, Arachnoidea und Pia) begrenzt. Meist kann lateral der echoreichen Nervenhüllen noch ein nach lateral hin unscharf begrenzter echoarmer Streifen dargestellt werden. Hierbei handelt es sich um den virtuellen Raum zwischen retroorbitalem Fettgewebe und dem darin eingebetteten Nerv. Im sehr echoreichen retroorbitalen Fettgewebe stellen sich 1 bis 2 dünne Gefäßquerschnitte der V. ciliares posteriores dar.

Der Durchmesser des N. opticus einschließlich seiner Hüllen wird reproduzierbar 3 mm dorsal der Lamina cribrosae sclerae bestimmt (Abb. 4.4). In dieser Region können sich die Hüllen am stärksten aufweiten. Bei der Messung ist zu beachten, dass der Nerv senkrecht in die Bildtiefe verläuft. Schräge Anschnitte des Nervs, wie sie u. a. bei der Darstellung des Nervs beim Blick zur Seite auftreten, können zur Messung nicht verwertet werden Ein Messwert von über 4,3 mm im Kindesalter ist auffällig bzw. pathologisch.

Mittels Sektorschallkopf können die Augenmuskeln dargestellt werden. Sie bilden sich lateral als echoärmere Streifen im sehr echoreichen retroorbitalen Fettgewebe ab (Abb. 4.5).

Abb. 4.4. Messung des N. opticus mit seinen Hüllen.
1 Distanz: 3 mm hinter der Papille
   definiert den Messort,
2 Distanz ist der Gesamtdurchmesser
   (*ohne* virtuellen Raum!)

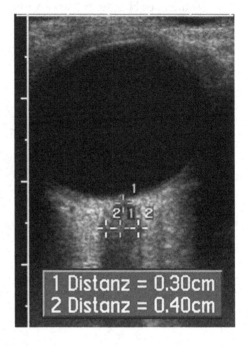

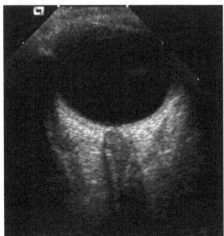
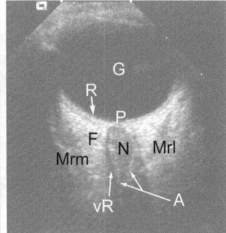

Abb. 4.5. Transversalschnitt des linken Auges mit Sektorschallkopf. *A* Arachnoidea, *F* retroorbitales Fettgewebe, *G* Glaskörper, *Mrl* M. rectus lateralis, *Mrm* M. rectus medialis, *N* N. opticus, *P* Papille, *R* Retina, *vR* virtueller Raum

Beurteilungskriterien

- Echogenität des Bulbusinhaltes (echofrei – Fremdstrukturen)
- Papille (exkaviert – im Niveau – prominent)
- Hüllen des N. opticus (zart – verbreitert – zystisch umgewandelt, Grenzwert 4,3 mm)
- Ziliarvene (zart – verbreitert)
- Retroorbitaler Raum (homogen echoreich – Fremdstrukturen)

Untersuchungsindikationen

- Hirndrucksteigerung
  - Shunt-Dysfunktion
  - Hirntumor
- Retinablutung
  - Kindsmisshandlung
- Amaurotisches Katzenauge
- Exophthalmus
  - Retroorbitale Raumforderung

5
Hals

5.1
Technische Voraussetzungen

Linearschallköpfe mit Frequenzen zwischen 5 und 10 MHz sind wegen der guten Detaildarstellung im Nahbereich zu bevorzugen. Sektorschallköpfe gleicher Frequenz und mit Nahfokussierung benötigen einen Wasservorlauf.

5.2
Untersuchungsvorbereitung

Die Untersuchung der Halsweichteile geschieht in Rückenlage (Abb. 5.1). Der Nacken wird nur leicht unterpolstert. Kinder erleben die Sonographie des Halses als unangenehm oder sogar als bedrohlich („Geh mir vom Hals"). Sie müssen deshalb gut über die Untersuchung aufgeklärt sein, damit sie kooperativ sind (z. B. Schallkopf anfassen lassen und erklären: „Ich streichle Dir jetzt den Hals, und wie bei den Großen mache ich das mit dem Schallkopf.").

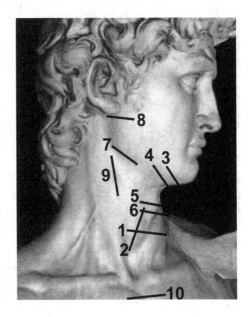

Abb. 5.1. Bildebenen der Halsweichteile (David/Michelangelo).
1 Schilddrüse quer (s. Abb. 5.6),
2 Schilddrüse längs (s. Abb. 5.7),
3 Mundboden quer (s. Abb. 5.2),
4 Mundboden quer (s. Abb. 5.3),
5 Larynx quer (s. Abb. 5.4),
6 Trachea quer (s. Abb. 5.5),
7 Glandula submandibularis (s. Abb. 5.10),
8 Parotis präaurikulär (s. Abb. 5.11),
9 Karotisgabel (s. Abb. 5.9),
10 Thymus (s. Abb. 5.12)

5.3
Untersuchungsgang

Die Untersuchung des Halses richtet sich in der täglichen Praxis nach der jeweiligen Fragestellung. Zur ersten Orientierung der Halsweichteile eignet sich die Darstellung der beiden Schilddrüsenlappen im Halstransversalschnitt (Schnitt 1, Abb. 5.6). Als Leitstrukturen (Marksteine) und zur besseren Orientierung sollen, wenn möglich, jeweils die Halsgefäße oder die Trachea mit abgebildet werden.

Die gesamten Weichteile werden von kranial nach kaudal im Seitenvergleich durchgemustert. Durch Kippen des Schallkopfes im oberen Halsteil wird der Mundboden (Schnitt 3, 4, Abb. 5.2, 5.3), im unteren Teil der Retrosternalraum eingesehen (Schnitt 10, Abb. 5.12). Die einzelnen Schilddrüsenlappen werden in ihren größten Durchmessern (längs und quer) seitengetrennt gemessen und das Gesamtvolumen der Schilddrüse nach der modifizierten Ellipsoidformel berechnet: $D_1 \times D_2 \times D_3 \times 0{,}552$ (Schnitt 2 und Tabelle, Abb. 5.7).

Fehlt die Schilddrüse an typischer Stelle, müssen der Zungengrund und der Retrosternalraum durch Kippen des Schallkopfes besonders eingehend untersucht werden.

Zur Untersuchung der submandibulären Lymphknoten wird der Schallkopf senkrecht auf der Haut aufgesetzt und parallel zu den Unterkieferästen geführt. Die gleiche Schnittebene gilt für die Glandula submandibularis (Schnitt 7, Abb. 5.10). Von hier aus kann auch die Tonsilla palatina bei deutlicher Winkelung des Schallkopfes nach kranial eingesehen werden. Die Halslymphknoten werden parallel zum M. sternocleidomastoideus abgebildet (Schnitt 9, Abb. 5.9).

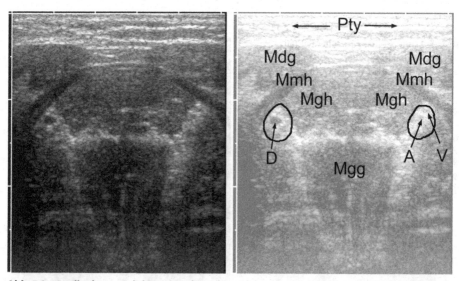

Abb. 5.2. Mundboden quer (*Ebene 3*). *Mdg* M. digastricus, *Mgg* M. genioglossus, *Mgh* M. geniohyoideus, *Mmh* M. mylohyoideus, *Kreis*: Glandula sublingualis mit A. linguae und V. sublingualis sowie Ductus submandibularis. *A* A. linguae, *V.* V. sublingualis, *D* Ductus submandibularibus, *Pty* Platysma

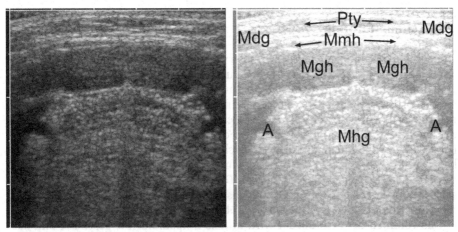

Abb. 5.3. Mundboden quer, etwas weiter dorsal (*Ebene 4*). *A* A. profunda linguae, *Mdg* M. digastricus, *Mgh* M. geniohyoideus, *Mhg* M. hyoglossus, *Mmh* M. mylohyoideus, *Pty* Platysma

Zur Untersuchung der rechten Glandula parotis dreht das Kind den Kopf nach links und umgekehrt. Der Schallkopf wird vor der Ohrmuschel in transversaler Richtung aufgesetzt (Schnitt 9, Abb. 5.11). Das Mastoid, der Ansatz des M. sternocleidomastoideus, die Mandibula bzw. die A. carotis externa dienen dabei als topographisch-anatomische Bezugspunkte. Zum Erkennen eines einseitigen pathologischen Prozesses ist der Seitenvergleich unabdingbar.

Die Gefäße werden im Quer- und Längsschnitt im Seitenvergleich untersucht Das Valsalva-Manöver lässt die V. jugularis interna mächtig anschwellen (Schnitt 1, Abb. 5.8).

Der Thymus ist besonders gut im Neugeborenen- und Säuglingsalter darstellbar, da er dann noch groß ist und zugleich gute sonographische Untersuchungbedingungen vorliegen. Er kann parasternal, suprasternal und sogar durch das knorplige Sternum abgebildet werden. Neben dem für die Echokardiographie gebräuchlichen Sektorschallkopf kann ggf. auch ein Linearschallkopf mit sehr guten Bildergebnissen eingesetzt werden.

5.4
Standardebenen zur Fotodokumentation

▬ Schilddrüse im Querschnitt mit beiden Lappen über dem Isthmus (Abb. 5.6),
▬ Schilddrüsenlappen rechts und links im Längsschnitt (Abb. 5.7).

Bei der Bilddokumentation im Querschnitt sollte immer der Bezug zu den Halsgefäßen bzw. der Trachea hergestellt werden. Die Schilddrüse und pathologische Befunde werden in zwei aufeinander senkrecht stehenden Ebenen dokumentiert.

5.5
Ultraschallanatomie

Die Schilddrüsenlappen liegen normalerweise symmetrisch neben der Trachea (Abb. 5.6). Sie sind ventral der Trachea durch den Isthmus verbunden. Sie besitzt eine homogene und sehr feine Echotextur mittlerer Echogenität. Von den umgebenden Halsweichteilen kann sie sicher unterschieden werden, da die Muskeln eine gröbere Echotextur und niedrigere Echogenität besitzen. Im Querschnitt haben die Schilddrüsenlappen eine runde Form, im Längsschnitt sind sie längsoval (Abb. 5.7). In allen Ebenen ist die Oberfläche glatt. Die beiden Schilddrüsenlappen liegen ventral der großen Halsgefäße; von diesen liegt die A. carotis communis medial, die V. jugularis interna lateral. Die Vene zeigt atemsynchrone Kaliberschwankungen (Abb. 5.8). Der Ösophagus bildet sich im Querschnitt nahezu immer links dorsolateral der Trachea ab (Abb. 5.6). Er imponiert als Kokarde.

Das Volumen der Schilddrüse wird mittels Ellipsoidformel geschätzt und das Volumen zum Alter korreliert (Tabelle 5.1). Diese Volumenangabe ist dem Tastbefund deutlich überlegen. In Süddeutschland sind die Schilddrüsenvolumina im Mittel teils erheblich größer als in Norddeutschland. Normwerttabellen spiegeln mit ihren großen Streubreiten diese Tatsache wider. Die Nebenschilddrüsen sind sonographisch nur sicher abgrenzbar, wenn sie z. B. bei sekundären Hyperparathyreoidismus vergrößert sind.

Die Echogenität der Glandula parotis ist der der Schilddrüse ähnlich; ihre Echotextur ist jedoch geringfügig gröber (Abb. 5.11). Ähnlich bildet sich auch die Glandula submandibularis ab (Abb. 5.10). Die Gaumenmandel hingegen stellt sich als runde echoarme Struktur mit echoreicher Lappung dar.

Halslymphknoten zeigen ebenfalls eine feine, homogene Schalltextur mittlerer Echogenität. Normale Lymphknoten können sonographisch meist eindeutig abgegrenzt werden; sie sind ca. 5 mm groß (Abb. 5.9). Vergrößerte Lymphknoten sind echoarm, jedoch nicht -frei.

Tabelle 5.1. Schilddrüsenvolumen von Kindern und Jugendlichen zwischen 7 und 18 Jahren. Auffällig ist die sehr große Streubreite der Normwerte

Alter (Jahre)	Volumen [ml] x ± 2 s
7	± 3,1
8	5,0± 4,0
10	7,1± 3,5
11	8,3± 5,2
12	8,7± 5,8
13	9,7± 6,6
14	11,8± 8,2
15	13,0± 8,9
16	13,6+12,4
17	14,1+10,2
18	14,1+10,7

Aus Müller-Leisse C, Tröger J, Khabipour F, Pöckler C (1988) Schilddrüsenvolumen – Normwerte. DMW 113: 1872–1875

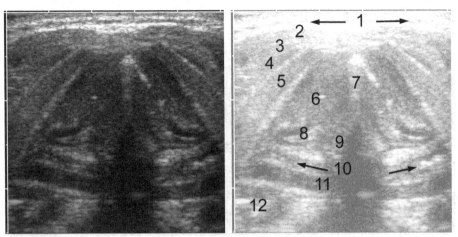

Abb. 5.4. Larynx quer in Höhe der Plica vocalis (*Ebene 5*). *1* Platysma, *2* M. sternohyoideus, *3* M. omohyoideus, *4* M. thyrohyoideus, *5* Schildknorpel, *6* M. vocalis, *7* Stimmritze mit luftbedingtem Schweifartefakt, *8* Aryknorpel, *9* M. thyroarytaenoideus, *10* kollabiertes Lumen des Pharynx, *11* M. constrictor pharyngis inferior, *12* M. longus colli

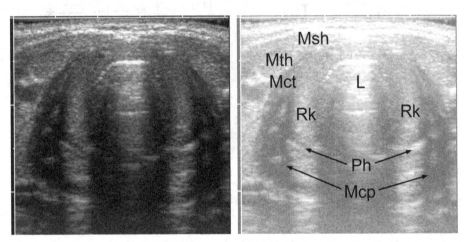

Abb. 5.5. Trachea quer in Höhe des Ringknorpels (*Ebene 6*). *L* Luftartefakt, *Mcp* M. constrictor pharyngis inferior, *Mct* M. cricothyroideus, *Msh* M. sternohyoideus, *Mth* M. thyrohyoideus, *Ph* kollabiertes Pharynxlumen, *Rk* Ringknorpel

Die A. carotis liegt im Querschnitt lateral und dorsal des Schilddrüsenlappens und medial der V. jugularis. Die Arterie zeigt rhythmische Pulsationen. Im Längsschnitt ist die Karotisgabel im Kindesalter spitzwinklig. Beim Valsalva-Manöver ist die V. jugularis als großer echofreier Kreis zu sehen, während sie bei kräftiger Inspiration sogar völlig kollabieren kann (Abb. 5.8).

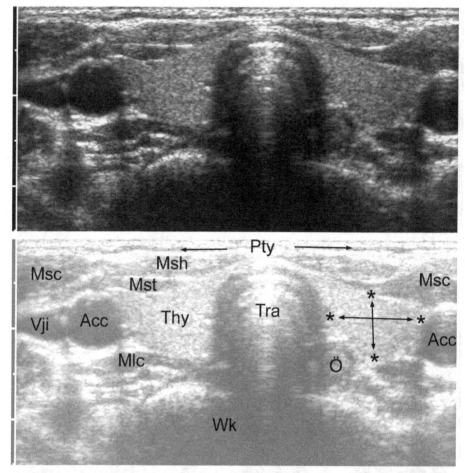

Abb. 5.6. (*Ebene 1*) Schilddrüse quer in Höhe des Isthmus mit Messstrecken, (*), *Thy* Schilddrüse, *Acc* A. carotis communis, *Mlc* M. longus colli, *Msc* M. sternocleidomastoideus, *Msh* M. sternohyoideus, *Mst* M. sternothyroideus, Ö Ösophagus, *Pty* Platysma, *Tra* Trachea, *Wk* Wirbelkörper

Der Mundboden stellt sich im Transversalschnitt mit symmetrisch angeordneter Muskulatur dar. Die Struktur der Zungenmuskulatur ändert sich beim Verschieben des Schallkopfes von frontal nach dorsal. Während der M. geniohyoideus an der Zungenspitze parallel zum Schallstrahl in die Tiefe verläuft und somit echoarm ist, verlaufen die Muskelfasern weiter dorsal in der Zunge mehr in transversaler Richtung, gut an der streifigen Struktur erkennbar. Weiterhin ist hier in der Zunge reichlich Fett eingelagert, das die Echogenität erhöht.

Im Querschnitt gelingt die Darstellung des Larynx. Es lassen sich der Schildknorpel, die Stimmbänder, der M. vocalis und der Aryknorpel darstellen. Die Prüfung der Stimmbandbeweglichkeit ist gut möglich (Schnitt 6, Abb. 5.9). Dor-

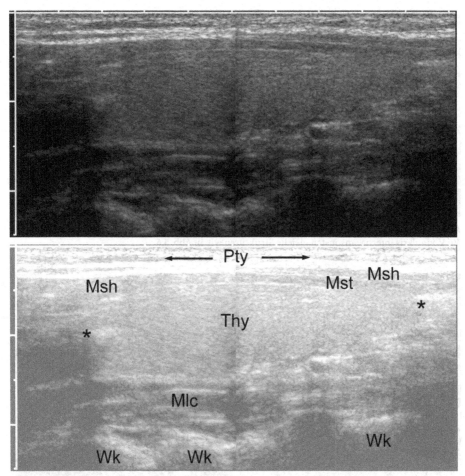

Abb. 5.7. Schilddrüsenlappen längs (*Ebene 2*) mit Messstrecken (*), *Mlc* M. longus colli, *Msh* M. sternohyoideus, *MSt* M. sternothyroideus, *Pty* Platysma, *Thy* Schilddrüsenlappen, *Wk* Wirbelkörper

sal des Larynx liegt der kollabierte Pharynx, eben gerade erkennbar am strichförmigen Zentralecho. Der Pharynx wird nur auf der Rückseite vom unteren Schlundschnürer umgeben, der um die Hinterkante des Schildknorpels herumzieht und auf dessen dorsaler Außenseite ansetzt. Eine Beobachtung des Schluckaktes in Larynxhöhe ist, anders als beim Ösophagus, in Höhe der Schilddrüse nicht möglich: Der Larynx steigt beim Schlucken deutlich nach kranial auf und verlässt damit die Bildebene.

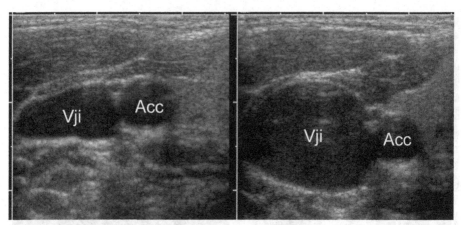

Abb. 5.8. Rechts paratracheal quer, wie *Ebene 1*, Valsalva Pressversuch. *Acc* A. carotis communis, *Vji* V. jugularis interna, ansonsten gleiche Strukturen wie in Abb. 5.6.

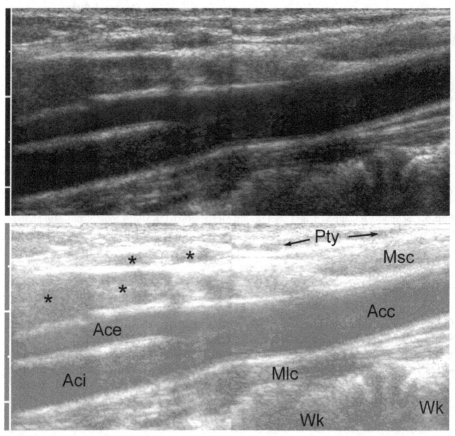

Abb. 5.9. Karotisgabel längs (*Ebene 9*). *Acc* A. carotis communis, *Aci* A. carotis interna, *Ace* A. carotis externa, *Mlc* M. longus colli, *Msc* M. sternocleidomastoideus, *Pty* Platysma, *Wk* Wirbelkörper, * Lymphknoten im Trigonum caroticum

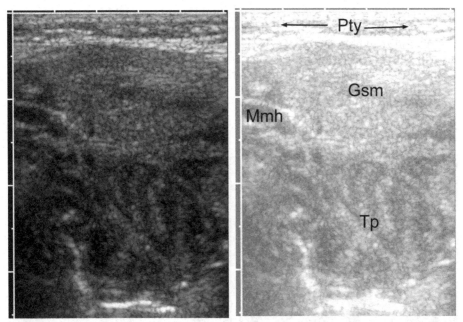

Abb. 5.10. Glandula submandibularis (*Ebene 7*). *Gsm* Glandula submandibularis, *Mmh* M. mylohyoideus, *Pty* Platysma, *Tp* Tonsilla palatina

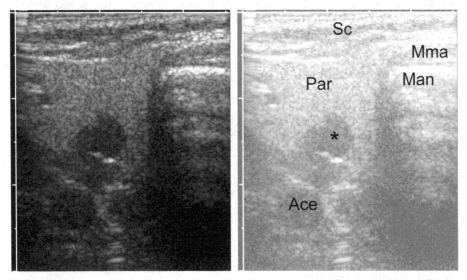

Abb. 5.11. Horizontalschnitt der Glandula parotis (*Ebene 8*), (*). A. und V. temporalis superficialis, *Ace* A. carotis externa, *Man* Ramus mandibulae, *Mma* M. masseter, *Par* Glandula parotis, *Sc* Subkutis

Der Thymus liegt im vorderen Mediastinum und ist sowohl von suprasternal wie von parasternal darstellbar. Er ist von mittlerer bis leicht angehobener Echogenität und zeigt eine charakteristische feine septierte Struktur, die ihn eindeutig als Thymus erkennen lässt, was sich bei Thymusektopie als hilfreich erweist (Abb. 5.12). Er überlagert die großen Gefäße und den rechten Hauptbronchus.

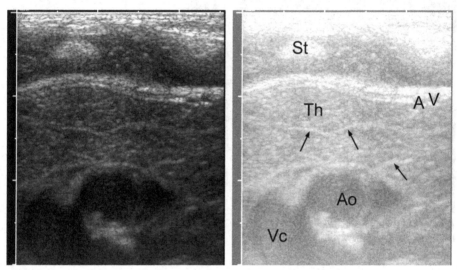

Abb. 5.12. Thymusquerschnitt (*Ebene 10*). A. und V. A. und V. thoracica interna, *Ao* Aortenbogen, *St* Ossifikationszentrum des Sternum, *Th* Thymus mit Septen (*Pfeile*), *Vc* V. cava superior

Beurteilungskriterien

— Lage (regelrecht, atypisch)
— Form und Oberfläche (gleichmäßig oval – unregelmäßig, glatt – höckrig)
— Parenchymechogenität (gleichmäßig – ungleichmäßig, erhöht – erniedrigt)

Untersuchungsindikationen

— Schilddrüsenvergrößerung
— Umschriebene Schilddrüsenveränderungen (Zyste, Tumor)
— Nackte Trachea, Schilddrüsenektopie
— Autoimmunerkrankungen
— Parotisschwellung
— Lymphknotenvergrößerung, -abszess
— Schwellungen im Halsbereich
— Maligne Systemerkrankungen

6
Herz

Die Ultraschalldiagnostik des Herzens setzt aufgrund seiner Komplexität beim Untersucher detaillierte anatomische Kenntnisse voraus. Ferner besitzt die Echokardiographie zwei Besonderheiten, die den Einstieg zusätzlich erschweren:

- Das Herz ist wegen seiner Dynamik schwieriger als andere Organe zu beurteilen, zumal die Dynamik ein mit zu beurteilender Bestandteil der Untersuchung ist.
- Das Herz und die großen Gefäße werden aus vier verschiedenen Positionen (parasternal, apikal, subkostal und suprasternal) angelotet. Der Untersucher muss über ein gutes räumliches Vorstellungsvermögen verfügen, um die erhaltenen Sonogramme dann in ein dreidimensionales Bild umzusetzen.

Entsprechend groß ist für den sonographisch noch wenig Erfahrenen die anfängliche Zurückhaltung, den Einstieg in diese so aussagekräftige Diagnostik zu wagen. Diese Bedenken sind angesichts der zahlreichen kardiologischen Besonderheiten angebracht, sollten aber nicht dazu führen, das Herz auszusparen. Dazu sind die diagnostischen Aussagen, die sich im Vergleich zur übrigen kardiologischen Diagnostik erhalten lassen, viel zu ergiebig. Es ist durchaus möglich, sich innerhalb kurzer Zeit die Standarduntersuchungsebenen der B-Bild-Echokardiographie anzueignen und sich einen eigenen Eindruck über die normale Herzschallanatomie zu verschaffen. Mit entsprechender Übung und Engagement kann zumindest der Normalbefund als solcher von pathologischen Befunden unterschieden werden. Zur weiteren Differenzierung und abschließenden Beurteilung kann das Kind dann dem kinderkardiologisch erfahrenen Arzt vorgestellt werden.

Dieses Kapitel konzentriert sich gemäß der Gesamtaufgabenstellung des vorliegenden Buchs auf die B-Bildsonographie. Die für die Kardiologie wichtigen Methoden wie der M-Mode (Time-motion-Verfahren), die Dopplersonographie in allen ihren Formen und die Kontrast-Echokardiographie werden hier nicht abgehandelt.

Das Time-motion-Verfahren erlaubt die quantitative Analyse und Dokumentation von Herzkontraktion und -klappenbewegungen (z. B. zur Beurteilung eines Mitralklappenprolaps).

Die Dopplersonographie ermöglicht die Beurteilung von Blutströmungsverhältnissen. Geschwindigkeitserhöhungen und Druckgradienten im Falle von Stenosen, Shunts oder Insuffizienzen sind mit ihr hervorragend zu untersuchen.

Mit Hilfe der Kontrast-Echokardiographie lässt sich die intrakardiale Blutströmung auch auf dem B-Bild direkt sichtbar machen. Nach zügiger Injektion frisch aufgeschüttelter Injektionslösungen wie Humanalbumin, Infusions- oder ohne-

hin zu verabreichenden Medikamentenlösungen in eine möglichst zentral gelegene Vene führt dies während der rechtsventrikulären Passage zu einer deutlich
sichtbaren Echogenitätssteigerung des Blutes im rechten Vorhof und in der rechten Kammer. Im Falle eines Rechts-links-Shunts ist dann ein Übertritt in den linken Vorhof bzw. in die linke Kammer zu erkennen. Der sonographische Nachweis
eines Links-rechts-Shunts erfordert den Einsatz von Echokontrastmitteln mit
speziellen stabilen Mikrobläschen, welche die Lungenpassage überstehen.

6.1
Technische Voraussetzungen

In der Echokardiographie werden fast ausschließlich Sektorschallköpfe eingesetzt. Dazu wird bei Kindern die Untersuchungsfrequenz von 5 MHz bevorzugt.
Sektorschallköpfe mit 5 MHz können zumindest für den interkostalen Zugang
für das gesamte Kindesalter verwendet werden. Für die subkostalen Schnitte sind
häufig aber zusätzlich Schallköpfe mit 3 MHz nötig. Bei kleinen anatomischen
Verhältnissen erreicht man eine bessere Bildgüte mit höherfrequenten Schallköpfen. Eine weitere Voraussetzung ist die simultane Ableitung des EKG.
  Die Routinedokumentation erfolgt wie bei anderen Organen auf Standbildern
(„frozen frames"). Diese sind dem laufenden Bild hinsichtlich des Bildeindrucks
qualitativ deutlich unterlegen. Hilfreich ist die Geräteausrüstung mit einem Cine
loop. Die letzten Sekunden des Untersuchungsgangs werden fortlaufend als digi-
tales Videoclip abgespeichert. Diese sind dann als Einzelbilder aufrufbar; es können einige Herzkontraktionen wiederholt abgespielt werden. Aus der gespeicher-
ten Bildsequenz wird dann die aussagekräftigste Abbildung ausgewählt.
Andernfalls sollten wichtige und vor allem unklare Befunde eine Videodokumentation erhalten. Dies erlaubt eine anschließende Nachbeurteilung außerhalb
des eigentlichen Untersuchungsganges. Der Befund kann dann ggf. in Zeitlupe in
Ruhe betrachtet werden. Außerdem ermöglicht die Videodokumentation die Supervision durch einen erfahrenen Ultraschalldiagnostiker.

6.2
Untersuchungsvorbereitung

Die wichtigste Voraussetzung ist ein ruhiges, möglichst kooperatives Kind. Wenn
dies durch günstige Rahmenbedingungen – ein sattes, zufriedenes Kind in Anwesenheit einer vertrauten Person und in einer ruhigen Untersucheratmosphäre
etc. – nicht zu erreichen ist, kann ggf. auch eine Sedierung erforderlich sein. Die
Ultraschalluntersuchung des Herzens wird von den Kindern ohnehin eher als
unangenehm erlebt, da der Schallkopf zwischen den Rippen, in den Bauch, in das
Jugulum drückt.
  Die Echokardiographie erfolgt in Rücken- oder leichter Linksseitenlage. Für
die suprasternalen Schnittebenen wird der Kopf durch Unterlegen einer Rolle
unter die Schultern zusätzlich überstreckt.

6.3
Untersuchungsgang

Die Untersuchung wird in folgenden standardisierten Bildebenen bzw. Schallzugängen vorgenommen (Abb. 6.1):
- parasternale Bildebenen,
- apikale Bildebenen,
- subkostale Bildebenen,
- suprasternale Bildebenen.

Für diese Bildebenen gibt es grundsätzlich zwei Abbildungsorientierungen:
- Abbildung in der anatomischen Längsachse des Herzens (sog. „lange Achse"), eine Ebene mit Verlauf parallel der Linie von der rechten Schulter und der linken Hüfte.
- Abbildung senkrecht zur langen Achse (sog. „kurze Achse"), eine Ebene mit Verlauf von der linken Schulter zur rechten Hüfte orientiert.

Die Abbildungsorientierung weicht in der Echokardiographie vom in der Ultraschalldiagnostik sonst üblichen Abbildungsstandard ab: Im Längsschnitt sind am rechten Bildrand die kraniellen Strukturen zu sehen (rechts = kranial). Der Querschnitt ist identisch orientiert (rechts = linke Körperseite).

Es empfiehlt sich, die Untersuchung in der oben angegebenen Reihenfolge der Bildebenen vorzunehmen.

Abb. 6.1. Schema für die Ankoppelungspunkte:
1 für parasternale Bildebenen,
2 für apikale Bildebenen,
3 für subkostale Bildebenen,
4 für suprasternale Bildebenen

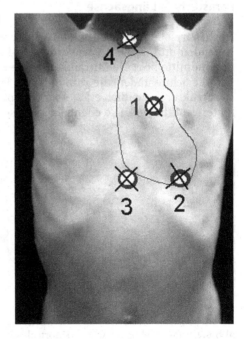

6.4
Ultraschallanatomie

6.4.1
Schalltextur des Herzens

Das Myokard besitzt eine mittlere Echogenität, die Klappenstrukturen sind bindegewebsbedingt sehr echoreich. Die blutgefüllten Kammern und Vorhöfe sind echoarm oder -frei.

6.4.2
Parasternale Bildebenen

Ankoppelungspunkt 1: 2. bis 4. Interkostalraum in Rücken- bis Linksseitenlage.

Sichtbare anatomische Strukturen:
- linker Ventrikel (Ausflusstrakt) mit Mitralklappe (hinteres und vorderes Segel),
- linker Vorhof,
- Aortenwurzel mit Aortenklappe (anteriore und posteriore Tasche) und Sinus valsalvae, rechter Ventrikel (Ausflusstrakt),
- Kammerseptum.

6.4.3
Parasternale Längsachse

Die beherrschende Struktur ist der linke Ventrikel, der unterhalb des schräg verlaufenden und in die Aortenvorderwand mündenden Kammerseptums liegt. In der Bildmitte liegt die Mitralklappe. Die sich öffnenden und schließenden Segel und die Sehnenfäden, die zum muralen Papillarmuskel ziehen, sind als echoreiche Strukturen deutlich erkennbar. Das posteriore Segel verläuft aus der Aortenhinterwand heraus. Die ebenfalls in dieser Ebene gut darstellbare Aortenklappe

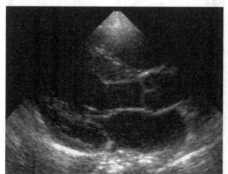
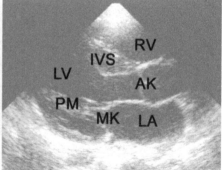

Abb. 6.2. Parasternale lange Achse. *AK* Aortenklappe, *IVS* Kammerseptum, *LA* linker Vorhof, *LV* linker Ventrikel, *MK* Mitralklappe, *PM* Papillarmuskel, *RV* rechter Ventrikel

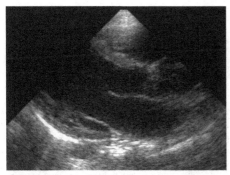
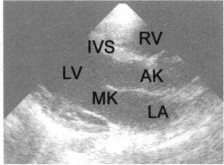

Abb. 6.3. Parasternale lange Achse mit geöffneter Mitralklappe. *AK* Aortenklappe, *IVS* Kammerseptum, *LA* linker Vorhof, *LV* linker Ventrikel, *MK* Mitralklappe, *RV* rechter Ventrikel

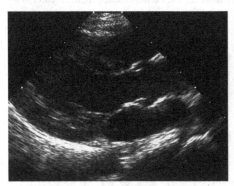
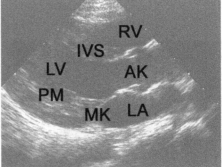

Abb. 6.4. Parasternale lange Achse mit geöffneter Aortenklappe. *AK* Aortenklappe, *IVS* Kammerseptum, *LA* linker Vorhof, *LV* linker Ventrikel, *MK* Mitralklappe, *PM* Papillarmuskel, *RV* rechter Ventrikel

ist mit den sichtbaren vorderen und hinteren Taschen ebenfalls echoreich, zeigt sich aber nur in zarten Linien. Die sich anschließende Aortenwurzel ist aufgrund des Sinus valsalvae anfangs etwas kolbig erweitert. Der dorsal der Aorta gelegene linke Vorhof ist in dieser Bildebene angeschnitten dargestellt. Die parasternale Bildebene erfasst nicht die (medial gelegene) Herzspitze (Abb. 6.2–6.4).

6.4.4
Parasternale kurze Achse

Diese Bildebenen liegen senkrecht zur langen parasternalen Achse orientiert. Durch Kippen des Schallkopfes von kranial nach kaudal werden folgende Schnittebenen eingestellt:
- auf die Aortenklappe optimiert (Abb. 6.5),
- auf den Abgang der Koronararterien optimiert (Abb. 6.6),
- auf die Mitralklappe optimiert (Abb. 6.7),
- auf Papillarmuskeln optimiert (Abb. 6.8).

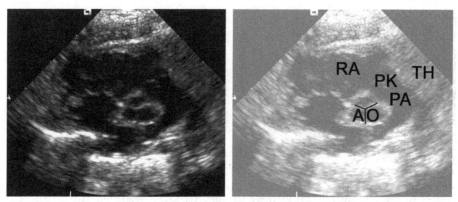

Abb. 6.5. Parasternale kurze Achse optimiert auf die Taschenklappen (schwarze Linien) der Aorta ascendens. *AO* Aorta ascendens, *PA* Pulmonalarterienstamm, *PK* Pulmonalklappen, *RA* rechter Vorhof, *TH* Thymus

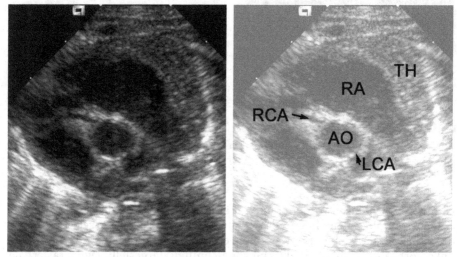

Abb. 6.6. Parasternale kurze Achse optimiert auf den Abgang der Koronararterien. *AO* Aorta oberhalb der Taschenklappen, *LCA* linke Koronararterie, *RCA* rechte Koronararterie, *TH* Thymus

Die Aortenklappe stellt sich als ringförmige echoreiche Struktur dar. Die drei Taschenklappen (rechtskoronar, linkskoronar und posterior) zeigen sich als feine Linien, die sich öffnen und schließen. Durch leichtes Kippen des Schallkopfes nach kranial sind die linke und rechte Koronararterie als 1–2 mm breite, echoarme tubuläre Struktur zu erkennen. Oberhalb des Aortenringes verläuft bogenförmig der Ausflusstrakt des rechten Ventrikels, der in den Pulmonalarterienstamm mündet. Dieser teilt sich am unteren Bildrand in die beiden Pulmonalarterien auf. Die Pulmonalklappe ist mit der Klappenebene senkrecht zur Aortenklappe angeordnet (Abb. 6.5).

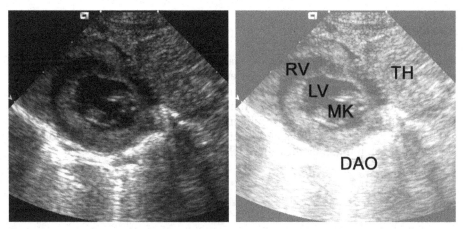

Abb. 6.7. Parasternale kurze Achse optimiert auf die Mitralklappe. *MK* Mitralklappe, *DAO* Aorta descendens, *LV* linker Ventrikel, *RV* rechter Ventrikel, *TH* Thymus

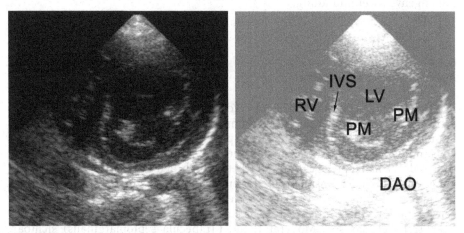

Abb. 6.8. Parasternale kurze Achse optimiert auf die Papillarmuskeln, wegen der zum sonographischen Schallstrahlverlauf ungünstigen Lage ist das Kammerseptum wegen sog. „drop out" nicht durchgängig dargestellt. *IVS* Kammerseptum, *DAO* Aorta descendens, *LV* linker Ventrikel, *PM* Papillarmuskeln, *RV* rechter Ventrikel

Die Mitralklappe ist als echoreiches Oval im Lumen des linken Venrikels zu erkennen, die sich herzschlagsynchron vergrößert, öffnet und sich wieder verkleinert.

Das Myokard des linken Ventrikels ist kräftig und konzentrisch rund. Der rechte Ventrikel ist weniger kräftig; er sitzt dem linken Ventrikel haubenförmig auf. Die Papillarmuskeln sind im Lumen der linken Kammer im Randbereich bei 5 und 7 Uhr als runde Areale myokardialer Echogenität zu erkennen.

6.4.5
Apikale Bildebenen

Ankoppelungspunkt 2: Im Bereich des palpablen Herzspitzenstoßes (inframammillär) mit Kippung nach kranial in Orientierung zur langen Herzachse.

Deswegen bilden sich die schallkopfnah gelegenen Kammern auf dem Monitor oben und die schallkopffernen Vorhöfe unten ab. Eine vertrautere Anordnung ist durch eine vertikale Inversion (Bild auf den Kopf stellen) analog der radiologischen Diagnostik zu erhalten. Für die laufende Untersuchung, insbesondere bei Doppleruntersuchungen ist dies aber nicht ratsam.

Sichtbare anatomische Strukturen:
- beide Vorhöfe,
- beide Kammern,
- Vorhofseptum,
- Kammerseptum,
- Mitralklappe,
- Trikuspidalklappe,
- Lungenveneneinmündung,
- Aorta.

6.4.6
Apikaler Vierkammerblick

In dieser Bildebene können beide Vorhöfe und Kammern beurteilt werden(Abb. 6.9). Sie werden durch das Kammerkreuz getrennt, das aus Vorhof- und Kammerseptum sowie Mitral- und Tricuspidalklappe besteht. Die Trikuspidalklappe ist im Vergleich zur Mitralklappe näher der Herzspitze gelegen. Je nach Kippwinkel des Schallkopfes geht die Bildebene durch den Einflusstrakt (starke Kippung) oder durch den Ausflusstrakt der linken Kammer.

Die rechte Kammer ist jenseits des Neugeborenenalters im Vergleich zur linken Kammer kleiner. Außerdem ist sie stärker trabekuliert; dabei kann ein kräftiger Trabekel, das sog. Moderatorband (Trabecula septomarginalis) sichtbar sein (Abb. 6.11).

Unterhalb des linken Vorhofes können die einmündenden Lungenvenen dargestellt werden (Abb. 6.12).

Da Kammer- und Vorhofseptum im apikalen Vierkammerblick in Schallstrahlrichtung und nicht quer dazu verlaufen, ist ihre Beurteilung hinsichtlich Defekten ungünstig. Dies ist auf jeden Fall durch den subkostalen Vierkammerblick und natürlich die Dopplersonographie zu ergänzen, weil hier die Septen den sonographisch günstigen Verlauf senkrecht zum Schallstrahl haben.

Wenn die Untersuchungsverhältnisse eine ausreichende Abbildungsqualität zulassen, vermittelt der apikale Vierkammerblick eine gute Orientierung über die Herzanatomie.

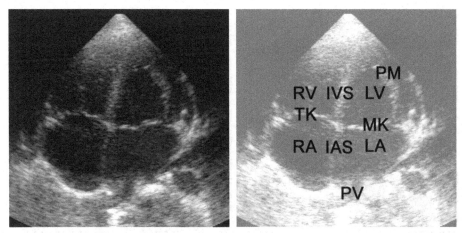

Abb. 6.9. Apikaler Vierkammerblick. *IAS* Vorhofseptum, *IVS* Kammerseptum, *LA* linker Vorhof, *LV* linker Ventrikel, *MK* Mitralklappe, *PM* Papillarmuskel, *PV* Pulmonalvene, *RA* rechter Vorhof, *RV* rechter Ventrikel, *TK* Trikuspidalklappe

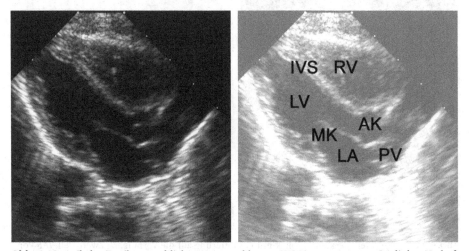

Abb. 6.10. Apikaler Zweikammerblick. *AK* Aortenklappe, *IVS* Kammerseptum, *LA* linker Vorhof, *LV* linker Ventrikel, *MK* Mitralklappe, *PM* Papillarmuskel, *RV* rechter Ventrikel

6.4.7
Apikaler Zweikammerblick

Diese Bildebene liegt senkrecht zum apikalen Vierkammerblick. Sie wird durch Drehen des Schallkopfes aus dem apikalen Vierkammerblick heraus eingestellt (Abb. 6.10).

Der apikale Zweikammerblick gibt eine gute Übersicht über den linken Ventrikel, dem angrenzenden Kammerseptum (membranöser und muskulärer Teil).

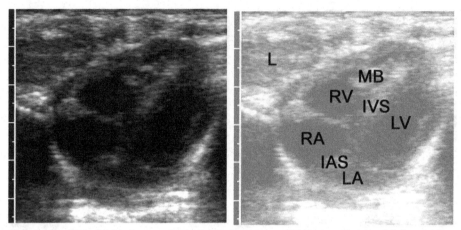

Abb. 6.11. Subkostaler Vierkammerblick. *IAS* Vorhofseptum, *IVS* Kammerseptum, *L* Leber, *LA* linker Vorhof, *LV* linker Ventrikel, *MB* Moderatorband, *RA* rechter Vorhof, *RV* rechter Ventrikel

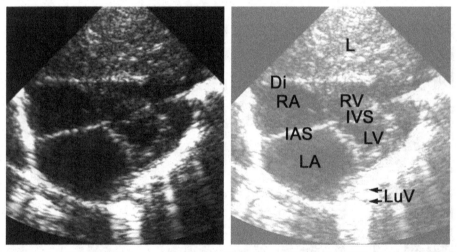

Abb. 6.12. Subkostaler Vierkammerblick mit Optimierung auf die Vorhöfe. *Di* Zwerchfell, *IAS* Vorhofseptum, *IVS* Kammerseptum, *L* Leber, *LA* linker Vorhof, *LuV* Lungenvenen, *LV* linker Ventrikel, *RA* rechter Vorhof, *RV* rechter Ventrikel

Die Verbindungen zum linken Vorhof und zur Aorta ascendens sind beurteilbar. Die Blutströmungsverhältnisse sind in dieser Bildebene für eine dopplersonographische Untersuchung übrigens besonders günstig, da sie in Schallkopfrichtung und nicht quer zu ihr verlaufen.

6.4.8
Subkostale Bildebenen

— Subkostaler Vierkammerblick,
— subkostale Bildebenen längs der kurzen Achse.

Ankoppelungspunkt 3: subxiphoidal (im Angulus subcostalis) mit starker Kippung nach kranial.

Durch Anbeugen der Beine kann die Bauchdeckenmuskulatur entspannt werden. Ferner ist ein zu hoher Auflagedruck des Schallkopfes zu vermeiden, damit die V. cava nicht komprimiert wird. Außerdem löst zu großes Aufdrücken beim Kind Unbehagen und eine entsprechende Abwehr aus. Dies verschlechtert die Untersuchungsbedingungen.

Die subkostalen Bildebenen erlauben wie die apikalen Bildebenen ebenfalls eine gute Orientierung über die Herzanatomie. Außerdem können zusätzlich die Aorta abdominalis und V. cava inferior mitbeurteilt werden.

6.4.9
Subkostaler Vierkammerblick

Sichtbare anatomische Strukturen (Abb. 6.11):
— beide Vorhöfe,
— beide Kammern mit Ausflusstrakt,
— Vorhofseptum,
— Kammerseptum,
— Mitralklappe,
— Trikuspidalklappe,
— rechter Ventrikel,
— Pulmonalarterienstamm,
— Aortenklappe,
— Aorta.

Für den subkostalen Vierkammerblick wird der Schallkopf subxiphoidal aufgesetzt und stark nach kranial in Richtung auf die linke Schulter gekippt. Es können ähnlich dem apikalen Vierkammerblick beide Vorhöfe und Kammern eingesehen werden. Dabei liegt die Herzachse auf dem erhaltenen Schallbild quer zur Schallstrahlrichtung. Dies ist insbesondere für die Beurteilung von Vorhof- und Kammerseptum im Hinblick auf Defekte günstig. Es kann dabei die Bildebene zusätzlich auf die Vorhöfe und das Vorhofseptum optimiert werden (Abb. 6.12).

Wird der Schallkopf weiter gekippt, lässt sich der linksventrikuläre Ausflusstrakt mit Aortenklappe und Aorta ascendens abbilden (subkostaler Fünfkammerblick). Wenn das Kind noch stärkeres Kippen zulässt, ist auch der rechtsventrikuläre Ausflusstrakt mit Pulmonalklappe und sich anschließender Pulmonalarterie einzusehen.

6.4.10
Subkostale kurze Achsen

Ankoppelungspunkt 3: Subxiphoidal mit starker Kippung nach kranial.

Sichtbare anatomische Strukturen:
- beide Vorhöfe,
- linker und rechter Ventrikel,
- rechtsventrikulärer Ausflusstrakt,
- Vorhofseptum,
- V. cava inferior, V. cava superior,
- Pulmonalarterienstamm,
- Aortenklappe.

Der Schallkopf wird subxiphoidal längs der Sternallinie (STL) aufgesetzt und nach kranial gekippt. Dabei wird die V. cava inferior bis zur Mündung und der dort vorhandenen Eustach-Klappe in den rechten Vorhof verfolgt. Oder aber der Schallkopf wird aus dem subkostalen Vierkammerblick um 90° im Uhrzeigersinn gedreht.

In der kurzen Achse ist es wie bei der parasternalen Achse möglich, die Bildebenen auf verschiedene Strukturen zu optimieren. Beispielsweise können die Vorhöfe beurteilt werden. Das Vorhofseptum verläuft quer zur Schallstrahlrichtung und kann deshalb besonders gut dargestellt werden. Durch Schwenken des Schallkopfes nach links sind der rechtsventrikuläre Ausflusstrakt mit Pulmonalklappe und sich anschließender Pulmonalarterie abzubilden. Die subkostalen kurzen Bildebenen haben im anatomischen Bild viele Gemeinsamkeiten mit den parasternalen kurzen Bildebenen. So ist auch hier die Aorta als zentrale kreisförmige Struktur zu sehen. Durch weiteres Kippen nach rechts und kranial ist die Einmündung der V. cava superior in den rechten Vorhof sichtbar. Umgekehrt können durch entsprechendes Schwenken zur Spitze hin die Kammern (Abb. 6.13) durchgemustert werden.

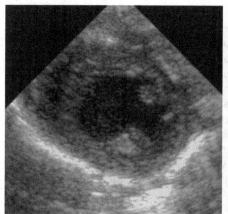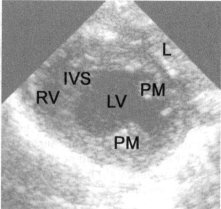

Abb. 6.13. Subkostale kurze Achse auf die linke Kammer und die Papillarmuskeln optimiert. *LV* linke Kammer, *PM* Papillarmuskeln, *IVS* Kammerseptum, *L* Leber, *RV* rechter Ventrikel

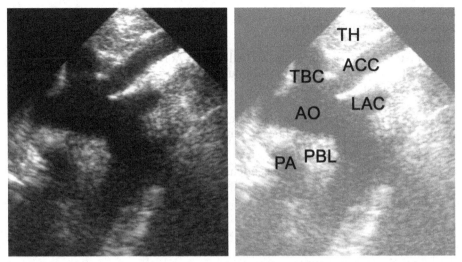

Abb. 6.14. Langer suprasternaler Schnitt durch den Aortenbogen. *AO* Aorta ascendens, *ACC* A. carotis communis, *TBC* Truncus brachiocephalicus, *LAC* linke A. subclavia, *PBL* linker Hauptbronchus, *PA* rechte Pulmonalarterie, *TH* Thymus

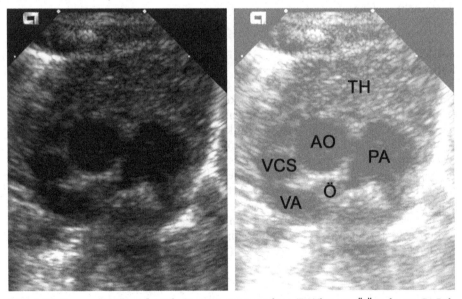

Abb. 6.15. Kurzer suprasternaler Schnitt. *AO* Aorta ascendens, *TH* Thymus, *Ö* Ösophagus, *PA* Pulmonalarterienstamm, *VA* V. azygos, *VCS* V. cava superior

6.4.11
Suprasternale Schnittebenen

— Suprasternale lange Achse zur Darstellung des Aortenbogens (Abb. 6.14),
— suprasternale kurze Achse zur Abbildung der V. cava superior und der rechten
  Pulmonalarterie (Abb. 6.15).

Ankoppelungspunkt 4: Fossa jugularis; bei Säuglingen und Neugeborenen: 2. ICR
rechts, durch das noch knorpelige Manubrium sterni.

Sichtbare anatomische Strukturen:
— Aorta ascendens und Aorta descendens,
— Aortenbogen,
— Arm-Hals-Gefäße,
— rechte Pulmonalarterie,
— linker Vorhof,
— V. anonyma.

Vor der Untersuchung kann der Oberkörper mithilfe einer Rolle unter den Schultern hochgelagert werden, damit der Hals überstreckt und die Fossa jugularis für
den Schallkopf entsprechend gut zugänglich ist. Früh- und Neugeborene können
durch das noch ausreichend schalldurchlässige knorpelige Manubrium sterni
untersucht werden.

6.4.12
Suprasternale lange Achse

Die Bildebene verläuft von der linken Schulter zur rechten Brustwarze
(Abb. 6.14). Es stellt sich der Aortenbogen im Längsverlauf mit seinen Ästen dar:
der Truncus brachiocephalicus, die linke A. carotis communis und die linke
A. subclavia (entspricht anatomischer Höhe des Aortenisthmus). Der Verlauf der
Aorta kann meist bis zum Aortenisthmus eingesehen werden. Innerhalb des Aortenbogens liegen quergetroffen die rechte Pulmonalarterie als echofreies und der
linke Hauptbronchus als echoreiches Areal. Darunter ist der linke Vorhof angeschnitten dargestellt. Oberhalb des Aortenbogens liegt die quergetroffene V. anonyma. Durch leichtes Drehen und Kippen des Schallkopfes nach links können der
weitere Verlauf der Aorta descendens und die linke Pulmonalarterie eingestellt
werden.

6.4.13
Suprasternale kurze Achse

Sichtbare anatomische Strukturen:
— Aorta ascendens,
— rechte Pulmonalarterie,
— linker Vorhof,
— V. anonyma,
— V. cava superior,
— V. brachiocephalica.

Die suprasternale kurze Achse liegt senkrecht zur suprasternalen langen Achse, so dass die Aorta quer als rundes echofreies Areal sichtbar ist. Davor liegen die V. anonyma und die rechte V. brachiocephalica bzw. die sich daraus speisende V. cava superior. Hinter der Aorta ist im Längsschnitt die rechte Pulmonalarterie in ihrem kurzen Verlauf vom Pulmonalarterienstamm bis zur ersten Aufzweigung zu erkennen (Abb. 6.15). Darunter liegt auch hier der linke Vorhof.

Akzessorische (aberrierende) Sehnenfäden (Abb. 6.16): Akzessorische Sehnenfäden laufen meist vom Ventrikelseptum zur Hinterwand des linken Ventrikels. Sonographisch stellen sie sich als echoreiche Linien dar, die quer durch die linke Kammer laufen. Sie können deshalb systolische Geräusche erzeugen.

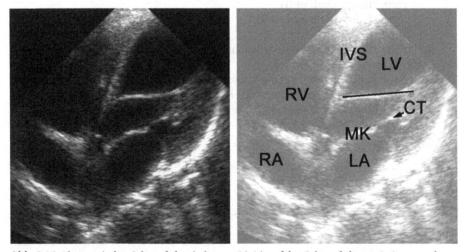

Abb. 6.16. Akzessorischer Sehnenfaden (*schwarze Linie*), auf den Sehnenfaden optimierter und entsprechend modifizierter apikaler Vierkammerblick. *CT* Sehnenfaden, *IVS* Kammerseptum, *LA* linker Vorhof, *LV* linker Ventrikel, *MK* Mitralklappe, *RA* rechter Vorhof, *RV* rechter Ventrikel

Untersuchungsindikationen

- Zyanose
- Herzinsuffizienzzeichen
- Herzgeräusch
- Differentialdiagnose des röntgenologisch großen Herzens
  - Kardiomyopathie
  - Perikarderguss
  - Tumor
  - Perikardzyste
- Differenzierung bekannter Herzfehler
  - Unterteilung der Ventrikelseptumdefekte
  - Unterteilung der Vorhofseptumdefekte
  - Unterteilung der Endokardkissendefekte
  - Unterteilung der Klappenstenosen
    Subvalvulär
    Valvulär
    Supravalvulär
- Größenbeurteilung der einzelnen Herzhöhlen
- Beurteilung der Herzfunktion
- Nachweis von Klappenvegetationen bei Endokarditisverdacht
- Differenzierung der Kardiomyopathien
  - Hypertroph-obstruktiv
  - Hypertroph-nicht-obstruktiv
  - Dilatativ
- Kardiale Beteiligung bei Stoffwechselerkrankungen
- Hypertonie
- Verlaufskontrollen bei kardiotoxischer Medikation
- Verlaufskontrollen bei bekannten Herzfehlern
- Missbildungssyndrome
- Lokalisation zentraler Katheter

7
Abdominalgefäße

Die Oberbauchgefäße geben die wichtigsten Orientierungshilfen bei der Abdomensonographie. Ihre Kenntnis einschließlich möglicher Varianten sowie ihre reproduzierbare Darstellung sind Voraussetzung für eine sorgfältige und nachvollziehbare sonographische Untersuchung.

7.1
Technische Voraussetzungen

Verwendung des für das Alter und die Größe des Kindes geeigneten Schallkopfes für die Abdomensonographie. Je nach Alter und Körperabmessungen erfolgt die Untersuchung mit Sektor- bzw. Linearschallköpfen und Frequenzen von 3–7 MHz.

7.2
Untersuchungsvorbereitung

Wie zur Abdomensonographie (s. Magen-Darm-Trakt, Leber).

7.3
Untersuchungsgang

Es ist äußerst nützlich, sich bei der Oberbauchsonographie nach den großen Gefäßen zu orientieren und sie als Marksteine mit abzubilden (Abb. 7.1). Dann fällt sowohl bei der Untersuchung selbst als auch später beim erneuten Betrachten der Bilder die Orientierung leicht. Bei der Abdomensonographie werden im wesentlichen zwei Schnittrichtungen angegeben: die sagittale Bildebene (longitudinale), längs zur Körperrichtung und quer dazu die transversale. In diesen beiden Richtungen verlaufen auch die meisten Gefäße. Bei Neugeborenen kann die abdominale Aorta auch von der linken Seite im koronaren Längsschnitt (Flankenschnitt) bis zur Aortenbifurkation dargestellt werden (Abb. 7.2).

Bei der Untersuchung sollte unbedingt vermieden werden, die Bildseiten mittels R-L-Umkehrtaste am Bild zu vertauschen. Stattdessen sollte immer der Schallkopf gedreht werden, da sonst die Gefahr besteht, dass ein Situs inversus übersehen wird (Abb. 7.3). Für den detaillierten Untersuchungsgang siehe Ultraschallanatomie.

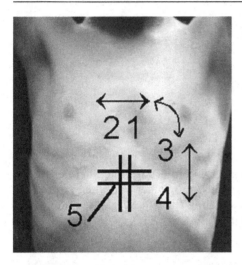

Abb. 7.1. Schnittebenen für die Abdominal-
gefäße. Pfeile = bei der Untersuchung muss der
Schallkopf entsprechend dem Gefäßverlauf
leicht verschoben bzw. gedreht oder gekippt
werden.
1 Längsschnitt der Aorta,
2 Längsschnitt der V. cava inferior,
3 Transversalschnitt mit Truncus coeliacus,
4 Transversalschnitt mit V. lienalis,
5 Leberhilus mit Bifurkation der V. portae

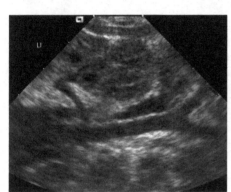
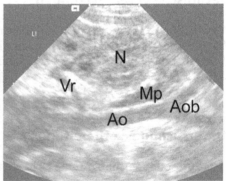

Abb. 7.2. Koronarschnitt des Abdomens von der linken Flanke bei Neugeborenem. *Ao* Aorta,
Aob Aortenbifurkation, *Mp* M. psoas, *N* linke Niere, *Vr* V. renalis sinistra

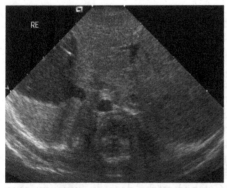
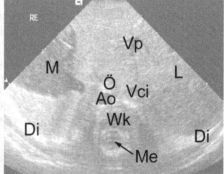

Abb. 7.3. Transversalschnitt Oberbauch bei Situs inversus (*Ebene 3*), Säugling. *Ao* Aorta, *Di* Diaphragma, *L* Leber, *M* Magen, *Me* Medulla spinalis, *Mi* Milz, *Ö* Ösophagus, *Vci* V. cava inferior,
Vp V. portae, *Wk* Wirbelkörper

7.4
Standardebenen zur Fotodokumentation

Entsprechend der zu untersuchenden Gefäßregion. Bei der Abdomensonographie sollten Aorta, V. cava inferior und V. portae im Längsschnitt dokumentiert sein (s. auch Kap. 8: Leber).

7.5
Ultraschallanatomie

7.5.1
Longitudinalschnitte

Zunächst stellen wir im Oberbauch die Medianebene ein und durch geringfügiges Verschieben des Schallkopfes nach links oder rechts suchen wir die Aorta im Längsschnitt auf (Abb. 7.4). Die Aorta ist an ihren „harten" Pulsationen und ihrem gestreckten Verlauf im Sagittalschnitt in der Medianebene des Oberbauchs erkennbar. Im kranialen, zwerchfellnahen Teil der Aorta liegen die Zwerchfellschenkel als nach kaudal spitz zulaufendes Muskelbündel ventral der Aorta. Während die V. cava erst unmittelbar vor dem Eintritt in den rechten Vorhof durch das Diaphragma durchtritt, wird die Aorta von kranial ungefähr bis zum Abgang des Truncus coeliacus von den Zwerchfellschenkeln eingehüllt. Wir sehen somit retrohepatisch den kaudalen Teil der Aorta thoracica. Im Querschnitt bildet sich Muskulatur, so auch das Zwerchfell, echoarm ab. Diese sonographisch echoarme muskuläre Umhüllung der Aorta kann im Transversalschnitt mit seitlich aus der Aorta heraustretenden Gefäßen verwechselt werden.
Im Oberbauch gehen nach ventral zwei große Arterien ab. Der Truncus coeliacus und etwas weiter kaudal mit bajonettförmigem Verlauf die A. mesenterica superior. Zwischen diesen Gefäßen liegt ventral der Aorta das Pankreas. Am Dorsal-

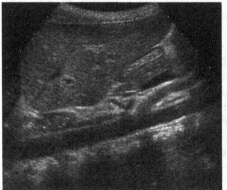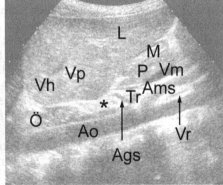

Abb. 7.4. Medianschnitt Oberbauch über der Aorta (*Ebene 1*). (*) Omentum minus, *Ao* Aorta, *Ags* A. gastrica sinistra, *Ams* A. mesenterica superior, *L* Leber, *M* Magen, Ö Ösophagus, *P* Pankreas, *Tr* Truncus coeliacus, *Vh* V. hepatica, *Vm* V. mesenterica superior, *Vp* V. portae, *Vr* V. renalis sinistra

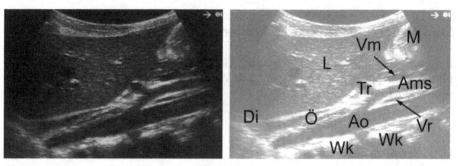

Abb. 7.5. Gefäßvariante mit Abgang des Truncus coeliacus aus der A. mesenterica superior (*Ebene 1*). *Tr* Truncus coeliacus, *Ams* A. mesenterica superior, *Ao* Aorta, *Di* Diaphragma, *L* Leber, *M* Magen, *Ö* Ösophagus, *Vm* V. mesenterica superior, *Vr* V. renalis sinistra, *Wk* Wirbelkörper

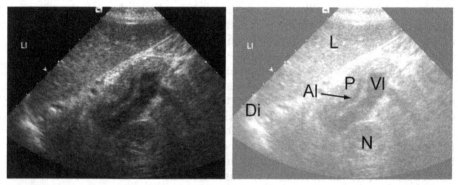

Abb. 7.6. Leicht von der *Ebene 1* ausgehend nach links gekippter Medianschnitt im Oberbauch, parallel verlaufende Milzgefäße. *Al* A. lienalis, *Di* Diaphragma, *L* Leber, *N* oberer Nierenpol, *P* Pankreas, *Vl* V. lienalis

rand des Pankreas bildet sich hier der Querschnitt der V. lienalis ab. Aus dem Truncus coeliacus entspringt, nach kranial verlaufend und nur über eine kurze Strecke sonographisch zu verfolgen, die A. gastrica sinistra. Kranial des Truncus coeliacus liegt die echoreiche Region des Omentum minus. Als Variante kann das Entspringen des Truncus coeliacus aus der A. mesenterica superior beobachtet werden (Abb. 7.5). Wird von dieser Stelle aus der Schallkopf geringfügig nach links gekippt, so gelingt es, die Milzgefäße an der Unterfläche des Pankreas im Längsschnitt abzubilden (Abb. 7.6). Es verlaufen dann zwei Gefäße parallel zueinander vom Schallkopf weg: die schlanke, kranial verlaufende A. lienalis und die breitere, kaudal verlaufende V. lienalis.

Im Gefäßzwickel zwischen A. mesenterica superior und Aorta liegt dort der sehr flach gedrückte Querschnitt der V. renalis sinistra (Abb. 7.4). Schneidet der Schallstrahl die linke Aortenwand, so entwickelt sich in dieser Höhe ein rundlicher Gefäßquerschnitt, der aus der Mitte der Aortenwand entspringt. Es ist die nach links abgehende A. renalis. Etwa auf der Höhe des Nabels entspringt nach ventral aus der Aorta die relativ kleine A. mesenterica inferior (Abb. 7.7).

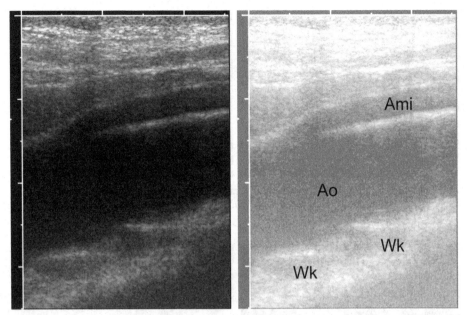

Abb. 7.7. Medianschnitt in Nabelhöhe. *Ao* Aorta, *Ami* A. mesenterica inferior, *Wk* Wirbelkörper

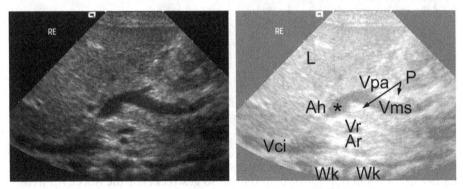

Abb. 7.8. Medianschnitt im Oberbauch zwischen Aorta und V. cava mit Darstellung der V. mesenterica superior (*Ebene 2*). *Vms* V. mesenterica superior, (*) Venenconfluens, *Ah* A. hepatica, *Ar* A. renalis dextra, *L* Leber, *P* Pankreas, *Vci* V. cava inferior, *Vpa* V. pancreatica, *Vr* V. renalis sinistra, *Wk* Wirbelkörper

Parallel zur A. mesenterica superior und rechts neben ihr verläuft die V. mesenterica (Abb. 7.8). Sie mündet in Höhe des Pankreaskopfes im sog. Venenkonfluens. Sie nimmt im Verlauf kleinere Mesenterialvenen und die V. pancreatica auf. Aus dem Zusammenfluss der von der linken Körperseite kommenden und dorsal des Pankreas verlaufenden V. lienalis und der von kaudal kommenden V. mesenterica bildet sich im Venenkonfluens die V. portae.

Aus der Bildebene zur Längsdarstellung der Aorta bzw. der V. mesenterica superior heraus lässt sich durch millimeterweises Verschieben des Schallkopfes zur

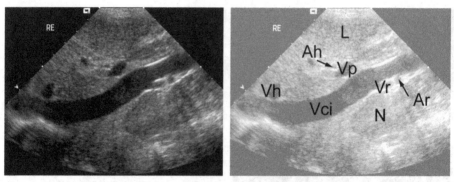

Abb. 7.9. Medianschnitt Oberbauch über der V. cava inferior (*Ebene 2*). *Vci* V. cava inferior, *Ah* A. hepatica, *Ar* A. renalis dextra, *L* Leber, *N* Niere, *Vh* V. hepatica, *Vp* V. portae, *Vr* V. renalis dextra

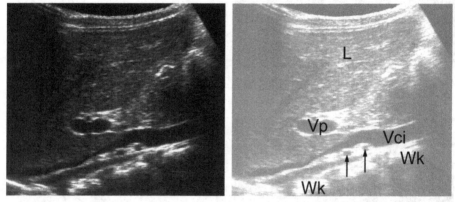

Abb. 7.10. Gefäßvariante mit Doppelung der retrokavalen Nierenarterie (*Pfeile*) (*Ebene 2*). *L* Leber, *Vci* V. cava inferior, *Vp* V. portae, *Wk* Wirbelkörper

rechten Körperseite hin die V. cava inferior einstellen (Abb. 7.9). Sie verläuft hinter der Leber leicht bogenförmig und nicht so gestreckt wie die Aorta. An weiteren Kennzeichen bietet sie die durch Ventrikel- und Vorhofkontraktionen hervorgerufenen „weichen" Doppelpulsationen. Darüber hinaus erscheint ihr Lumen deutlich echoärmer als das der Aorta. Kurz vor dem Durchtritt durch das Zwerchfell sind die dort einmündenden Lebervenen sichtbar.

Ventral der V. cava kreuzt die V. portae. Ventral und kranial der V. portae ist regelmäßig die A. hepatica zu erkennen. Wird der Schallkopf weiter nach rechts geschoben, kommt dicht neben der V. cava der Leberhilus ins Bild, in den die V. portae und die A. hepatica hineinziehen. Dorsal der V. cava kreuzt ein weiteres Gefäß, die A. renalis dextra nach rechts. Häufig pelottiert die A. renalis dextra die leicht verformbare V. cava inferior. Unmittelbar kranial dieser Unterkreuzungsstelle mündet die rechte V. renalis in die V. cava. In der Bildtiefe taucht schemenhaft die Niere auf. Als Gefäßvariante können an dieser Stelle zwei die V. cava unterkreuzende Nierenarterien beobachtet werden (Abb. 7.10).

7.5.2
Transversalschnitte

Anschließend wird diese Gefäßregion des Oberbauchs im Querschnitt untersucht. Zur besseren Orientierung wird der Schallkopf mit seiner Bildebene im Oberbauch so weit nach kranial gerichtet, bis das pulsierende Herz auf dem Monitor erkennbar wird. Mit stetigem, aber langsamen Verschieben bzw. Kippen des Schallkopfes nach kaudal werden die Zwerchfellgrenzen überschritten. Zunächst wird jetzt das gesamte Bild von der Leber ausgefüllt. Die Schallkopfhaltung sollte dabei so sein, dass sich der Wirbelsäulenschatten im unteren Drittel ungefähr in der Mittelachse des Bildes befindet.

Die großen Oberbauchgefäße, die V. cava und die Aorta, liegen direkt ventral der Wirbelsäule. In die V. cava inferior münden sternförmig die Lebervenen (s. Abb. 8.7). Die Aorta lässt sich leicht an ihren kräftigen und regelmäßigen Pulsationen erkennen. Beim weiteren Verschieben des Schallkopfes etwas kaudal des Leberhilus erlaubt der linke (!) Leberlappen einen guten Einblick (Abb. 7.11). Rechts der Wirbelsäule liegt die V. cava, die hier abgeflacht bis dreiecksförmig konfiguriert ist. Ventral wird sie von der V. portae überkreuzt. Die V. portae wird an beiden Seiten von Gefäßen begleitet: rechts die A. hepatica und links der Ductus choledochus. In dieser Schnittebene liegt die Aorta praevertebral, wird aber vom Zwerchfell noch überdeckt. Im anatomischen Sinn ist es noch die Aorta thoracica, die hier sichtbar wird. Ventral der Aorta tritt der echoreiche Ring des Ösophagus durch den Zwerchfellhiatus.

Wenige Millimeter weiter kaudal werden die großen Äste der Aorta im Oberbauch erkennbar. Zunächst steigt nach ventral der Truncus coeliacus auf, der sich nach rechts in die A. hepatica und nach links in die A. lienalis aufteilt (Abb. 7.12). Bei entsprechender Einstellung des Schallkopfes lässt sich dies abbilden. Die A. hepatica verläuft zur rechten Körperseite ventral von der V. portae. Beide Gefäße ziehen von der Medianebene schräg nach rechts kranial zum Leberhilus. Aus der A. hepatica entspringt die gut erkennbare A. gastroduodenalis (Abb. 7.12).

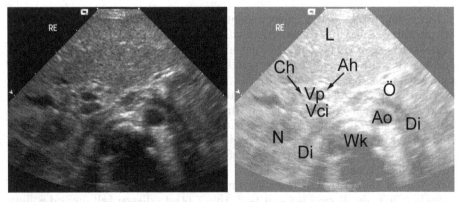

Abb. 7.11. Transversalschnitt im Oberbauch, Normalbefund (*Ebene 3*). *Ah* A. hepatica, *Ao* Aorta, *Ch* Ductus choledochus, *Di* Diaphragma, *L* Leber, *N* Niere, *Ö* Ösophagus, *Vci* V. cava inferior, *Vp* V. portae, *Wk* Wirbelkörper

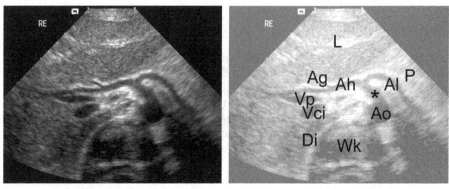

Abb. 7.12. Transversalschnitt im Oberbauch mit Truncus coeliacus(*) (*Ebene 3*). *Ag* A. gastroduode-nalis, *Ah* A. hepatica, *Al* A. lienalis, *Ao* Aorta, *Di* Diaphragma, *L* Leber, *P* Pankreas, *Vci* V. cava inferior, *Vp* V. portae, *Wk* Wirbelkörper

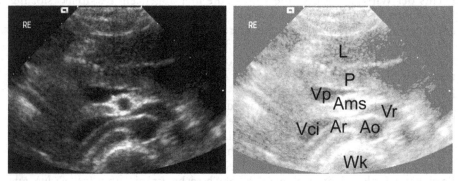

Abb. 7.13. Transversalschnitt im Oberbauch (*Ebene 4*). *Ams* A. mesenterica superior, *Ar* A. renalis dextra, *Ao* Aorta, *L* Leber, *P* Pankreas, *Vci* V. cava inferior, *Vp* V. portae, *Vr* V. renalis sinistra, *Wk* Wirbelkörper

Nur gering weiter kaudal entspringt aus der Aorta die A. mesenterica superior, die im weiteren Verlauf als kleiner Gefäßquerschnitt unmittelbar vor der Aorta liegt. Sie ist durch einen sehr echoreichen Saum gekennzeichnet (Abb. 7.13). Ungefähr in gleicher Höhe wie der Abgangsort der A. mesenterica superior stellen sich, lateral aus der Aorta entspringend, die beiden Nierenarterien dar. Parallel der Wirbelsäule verlaufend bildet sich auf der linken Monitorseite, d. h. also auf der rechten Körperseite, die V. cava ab. Ihr Lumen ändert sich deutlich von kranial nach kaudal. Während sie dicht vor dem Durchtritt durch das Zwerchfell in der Höhe der Mündung der Lebervenen einen eher rundlichen Querschnitt hat, nimmt sie weiter kaudal einen dreiecksförmigen Querschnitt an, dessen Spitze zur Mittellinie weist.

Bei einem kleinen Teil der Bevölkerung liegt als Variante eine Aplasie des hepatischen Teils der V. cava inferior vor(Abb. 7.14). In diesen Fall fließt das Blut der unteren Körperhälfte auf der linken Seite über die V. hemiazygos und rechts über die kräftigere V. azygos nach kranial (Abb. 7.15). Diese mündet aber nicht

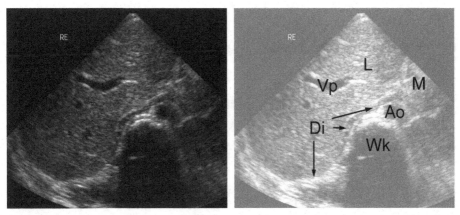

Abb. 7.14. Transversalschnitt im Oberbauch. Aplasie des hepatischen Segmentes der V. cava inferior (*Ebene 3*). *Ao* Aorta, *Di* Diaphragma, *L* Leber, *M* Magen, *Vp* V. portae, *Wk* Wirbelkörper

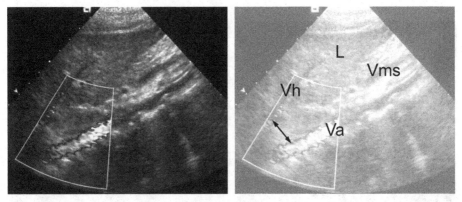

Abb. 7.15. Medianschnitt im Oberbauch. Aplasie der V. cava inferior mit „Azygos continuation" im Farbdoppler. (*schwarzer Doppelpfeil* ⇕) zu großer Abstand zwischen V. hepatica (*Vh*) und V. azygos (*Va*), (*Ebene 2*): *L* Leber, *Vms* V. mesenterica superior

im linken Vorhof, sondern in der V. cava superior. Sie nimmt keine Lebervenen auf. Deshalb ist die Distanz der Lebervenen zum retrohepatischen venösen Gefäß bei der Kava-Aplasie größer als bei normalen Gefäßverhältnissen (Vergleich mit Abb. 7.9). Weiterhin ist ihr retrohepatischer Verlauf etwas gestreckter als der der V. cava.

Der Abgang des Truncus coeliacus aus der Aorta weist Varianten auf (Abb. 7.4). Manchmal entspringt die A. hepatica direkt aus der A. mesenterica superior (Abb. 7.16). Sie verläuft dann dorsal um den Pankreaskopf herum nach rechts zum Leberhilus. Die genaue Kenntnis der Normalanatomie und eine gute Untersuchungstechnik, die den Gefäßverlauf vom Abgang bis zum Zielorgan verfolgt, lassen solche Varianten sicher erkennen.

Die V. lienalis liegt parallel zur A. lienalis und zieht ebenfalls zur linken Körperseite, jedoch etwas weiter kaudal. Sie ist die sonographische Leitstruktur für

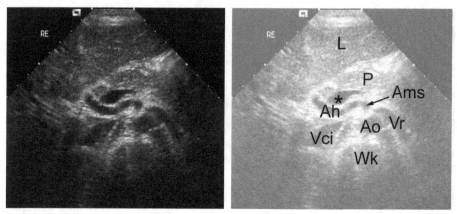

Abb. 7.16. Gefäßvariante mit isoliertem Abgang der A. hepatica aus der A. mesenterica superior (*Ebene 4*). *Ah* A. hepatica, *Ams* A. mesenterica superior, * Venenconfluens, *Ao* Aorta, *L* Leber, *P* Pankreas, *Vci* V. cava inferior, *Vr* V. renalis sinistra, *Wk* Wirbelkörper

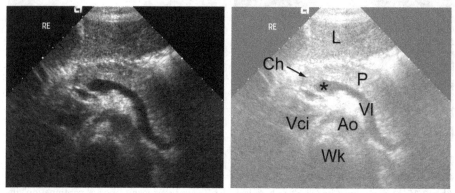

Abb. 7.17. Transversalschnitt im Oberbauch mit V. lienalis als Leitstruktur (*Ebene 4*). *Vl* V. lienalis, * Venenconfluens, *Ao* Aorta, *Ch* Ductus choledochus, *L* Leber, *P* Pankreas, *Vci* V. cava inferior

das Pankreas (Abb. 7.17). Unmittelbar ventral von ihr, d. h. schallkopfnäher, bildet sich das Pankreas je nach Luftüberlagerung mehr oder weniger in all seinen Anteilen vom Kopf- bis Kaudalbereich ab. Das Pankreas ist etwas echoreicher als die Leber. Im Pankreaskopf lässt sich der distale Teil des Ductus choledochus abgrenzen. Die V. lienalis mündet zusammen mit der von kaudal kommenden V. mesenterica in einer leichten Gefäßerweiterung im Pankreaskopf, dem Venenkonfluens, dem Ursprung der V. portae.

Die V. lienalis kann auch von der linken Körperseite durch die Milz als Schallfenster beurteilt werden (Abb. 7.18). Sie stellt sich im Längsschnitt parallel zur A. lienalis verlaufend dar. Vereinzelt bildet sich in dieser Ebene auch noch vom Nierenhilus kommend die linke V. renalis ab.

Wiederum wenige Millimeter weiter kaudal stellt sich die V. mesenterica rechts neben der A. mesenterica superior verlaufend dar (Abb. 7.19). Die V. renalis si-

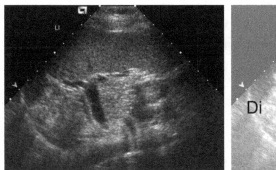
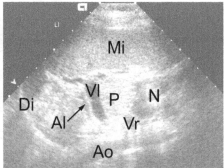

Abb. 7.18. Koronarschnitt des Abdomens von der linken Milzloge aus, nach ventral gekippt mit den Milzgefäßen. *Al* A. lienalis, *Ao* Aorta, *Di* Diaphragma, *Mi* Milz, *N* unterer Nierenpol, *P* Pankreas, *Vl* V. lienalis, *Vr* V. renalis sinistra

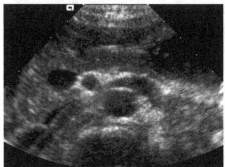
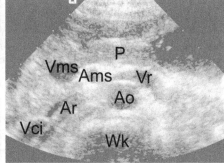

Abb. 7.19. Transversalschnitt im Oberbauch, etwas kaudal (*Ebene 4*). *Ams* A. mesenterica superior, *Ao* Aorta, *Ar* A. renalis dextra, *P* Pankreas, *Vci* V. cava inferior, *Vms* V. mesenterica superior, *Vr* V. renalis sinistra, *Wk* Wirbelkörper

nistra bildet sich häufig als breite echoarme Gefäßstruktur ab, die von der linken Körperseite kommend zwischen Aorta und A. mesenterica superior hindurch zur rechten Körperseite zieht und dort in die V. cava mündet. Vor dem Durchtritt durch den Gefäßzwickel zwischen Aorta und A. mesenterica superior erscheint die linke Nierenvene in Rückenlage manchmal als dilatiert und scheinbar gestaut (Nußknackerphänomen).

Sehr selten lässt sich der Ductus thoracicus an seiner Ursprungsstelle, der Cisterna chyli, darstellen (Abb. 7.20). Er ist an typischen Eigenschaften erkennbar: Lage und Form. Es handelt sich um eine medial und parallel der Aorta verlaufende tubuläre Struktur von wenigen Millimetern Weite. Sie liegt unmittelbar dorsal des Pankreas vor der Wirbelsäule. Der Inhalt ist jedoch, anders als der von Blutgefäßen, echoreich. Die Wandung entspricht der mittelgroßer Venen mit einer echoarmen Muskulatur.

Die Aortenbifurkation liegt ungefähr in Nabelhöhe. Die nach rechts verlaufende A. iliaca communis überkreuzt in ihrem Verlauf unmittelbar distal der Aortenbifurkation die linke V. iliaca communis (Abb. 7.21).

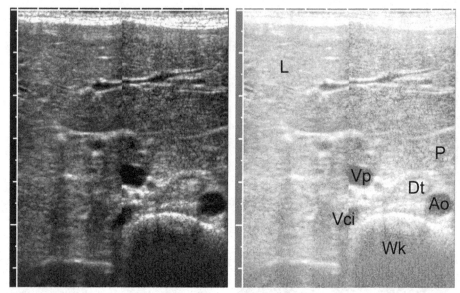

Abb. 7.20. Transversalschnitt im Epigastrium. *Ao* Aorta, *Dt* Ductus thoracicus, *L* Leber, *P* Pankreas, *Vci* V. cava inferior, *Vp* V. portae, *Wk* Wirbelkörper

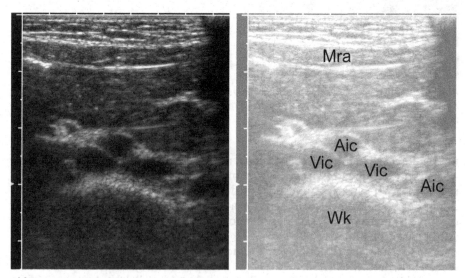

Abb. 7.21. Transversalschnitt unmittelbar unterhalb der Aortenbifurkation. *Aic* A. iliaca communis, *Mra* M. rectus abdominis, *Vic* V. iliaca communis, *Wk* Wirbelkörper

8
Leber

8.1
Technische Voraussetzungen

Es können Sektor- und Linearschallköpfe verwendet werden. Ihre Frequenz sollte zwischen 3 und 7 MHz liegen. Wegen der oft kleinen Verhältnisse bzw. nur kleinen Schallfenster, z. B. in den Interkostalräumen und im epigastrischen Winkel, erweisen sich Sektorschallköpfe für die Beurteilung des Leberparenchyms im Kindesalter insgesamt als geeigneter.

8.2
Untersuchungsvorbereitung

Die Patienten müssen nicht speziell vorbereitet werden. Wenn die Gallenwege mitbeurteilt werden sollen, muss das Kind allerdings nüchtern sein. Die Gabe einer Flaschenmahlzeit während der Untersuchung beruhigt kleine Säuglinge und eröffnet gleichzeitig die Möglichkeit, die Kontraktion der Gallenblase sonographisch erfassen und quantifizieren zu können. Die Untersuchung kann durch extreme Adipositas, schlechte Ankopplungsmöglichkeit, intraabdominale Veränderungen nach chirurgisch-rekonstruktiven Eingriffen, eine Koloninterposition zwischen Leber und Bauchwand, Echogenitätsvermehrung bei Fettleber und Leberzirrhose und bei Emphysemthorax stark beeinträchtigt sein.

8.3
Untersuchungsgang

Ziel der Untersuchung ist es, einen dreidimensionalen Gesamteindruck vom Organ zu erhalten. Dazu sind longitudinale, transversale, subkostale Schnitte mit Überlappung der Ebenen durch Kippen und Drehen des Schallkopfes nötig. Um das Organ vollständig sonographisch zu erfassen, sollte die Leberuntersuchung systematisch und bei jedem Patienten zunächst nach einem festen Schema erfolgen, bis dann individuelle patienten- oder erkrankungsspezifische Schnittebenen gewählt werden (Abb. 8.1a,b).

Tricks: Hilfreich bei der Untersuchung sind: Tiefe Einatmung mit Zwerchfelltiefstand (bei kleinen Kindern „dicken Bauch" machen lassen). Wenn hingegen der rechte Arm über den Kopf gelegt wird, dehnen sich die Interkostalräume und diese Schallfenster vergrößern sich. Bei dieser Technik verschlechtert sich die

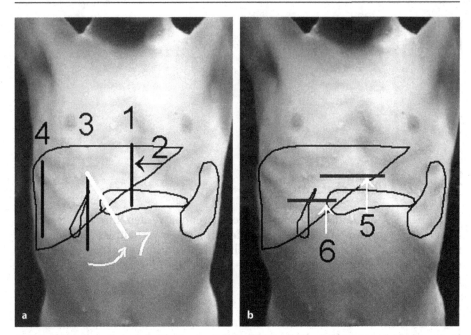

Abb. 8.1a,b. Schematische Lokalisation der Standardebenen bei der Leberuntersuchung.
a Sagittalschnitte:
1 Sternallinie (*STL*) zur Darstellung über der Aorta,
2 Sternallinie (*STL*) zur Darstellung über der V. cava inferior,
3 medioklavikularlinie (*MCL*) mit Leberhilus,
4 vordere Axillarlinie (*VAL*) mit Niere,*7* V. portae im Längsschnitt.
b Transversalschnitte:
5 Lebervenenconfluens,
6 Bifurkation der V. portae (s. Abschn. 8.4)

Schallmöglichkeit von subkostal durch das Heben der unteren Thoraxapertur. Tiefes Ein- und Ausatmen verschiebt die Leber atemsynchron, wodurch gleichzeitig die Zwerchfellfunktion erfasst wird (Abb. 8.2).

Die Untersuchung beginnt in Rückenlage des Kindes mit dem Oberbauchlängsschnitt in der Sternallinie. Es wird die Aorta längs mit den Gefäßabgängen eingestellt (Abb. 8.3). Dann erfolgt das Parallelverschieben nach rechts bis zur mittleren Axillarlinie. Es wird so der rechte Leberlappen bis zur rechten Niere durchgemustert. Dabei muss darauf geachtet werden, dass der Schallkopf immer möglichst senkrecht zur Untersuchungsliege gehalten wird. Wird er nämlich bei dieser Bewegung senkrecht zur Körperoberfläche geführt, so ist der Schallstrahl immer ungefähr auf die V. cava gerichtet. Auf diese Weise können rechts lateral gelegene Leberanteile sowie die Niere nicht dargestellt werden. Es schließt sich dann eine gleichartige Parallelverschiebung vom Epigastrium ausgehend nach links an. Nun wird der Schallkopf im Epigastrium um 90 Grad im Gegenuhrzeigersinn in die Transversalebene gedreht und ganz nach kranial gekippt, bis das Herz sichtbar wird. Durch Zurückkippen des Schallkopfes in die Senkrechte wird

Abb. 8.2. M-mode-Sonogramm des Zwerch-fells bei Atmung. Bewegung der Wellenlinie nach oben: Einatmung, nach unten: Ausatmung. Auch die Dynamik des einzelnen Atemzuges ist an der Wellenform erkennbar: Initial jeweils schnelle Zwerchfellbewegung, die am Ende des jeweiligen Atemzyklus langsamer wird (konvex-konkave Kurve)

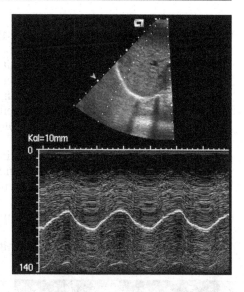

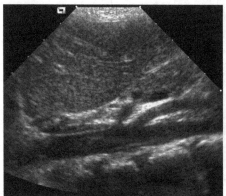
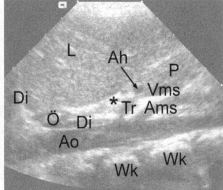

Abb. 8.3. Longitudinalschnitt über der Aorta (*Ao*) (*Ebene 1*). * A. gastrica sinistra, *Ah* A. hepatica, *Ams* A. mesenterica superior, *Di* muskulärer und sehniger Teil des Diaphragma, *L* Leber, *Ö* Ösophagus, *P* Pankreas, *Tr* Truncus coeliacus, *Vms* V. mesenterica superior, *Wk* Wirbelkörper

ein vollständiger Überblick über die mittleren Leberabschnitte erzielt. Dann wird der Schallkopf parallel zum Rippenbogen rechts aufgesetzt und eine gleichartige Kippbewegung wie im Epigastrium durchgeführt. So wird der gesamte rechte Leberlappen vom Zwerchfell bis zur rechten Thoraxwand einschließlich der Verhältnisse im Leberhilus eingesehen. Abschließend werden noch Schnitte in transversaler und koronarer Richtung durch die Interkostalräume rechts in Höhe der mittleren Axillarlinie gelegt.

8.4
Standardebenen zur Fotodokumentation

- Längsschnitt in der Sternallinie (STL) mit der retrohepatischen Aorta vom Zwerchfelldurchtritt bis zu ihren Gefäßabgängen in der Pankreasregion (Abb.8.1, 8.3),
- Ähnlich wie 1, aber mit leichter Kippung nach rechts, so dass die V. cava in ihrem retrohepatischen Verlauf dargestellt ist (Abb. 8.4),
- Subkostalschnitt in der Medioklavikularlinie (MCL) mit Leberhilus, evtl. Anschnitt der rechten Niere (Abb. 8.5),
- Längsschnitt in der vorderen Axillarlinie (VAL) mit gleichzeitiger Abbildung der rechten Niere und evtl. der rechten Lebervene (Abb. 8.6),
- Transversalschnitt vom Epigastrium nach kranial mit Lebervenenconfluens (Abb. 8.7),
- Transversalschnitt durch die Portalvenengabelung mit linkem Portalvenenast (Sinus umbilicalis, Abb. 8.8),
- Leberhilus mit V. portae im Längsschnitt (Abb. 8.9).

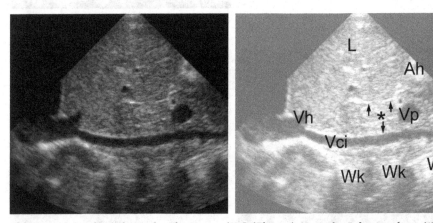

Abb. 8.4. Longitudinalschnitt über der V. cava (*Vci*) (*Ebene 2*). Normaler Lobus caudatus (*) mit seinen Grenzen (↑) *Ah* A. hepatica, *L* Leber, *Vh* V. hepatica, *Vp* V. portae, *Wk* Wirbelkörper

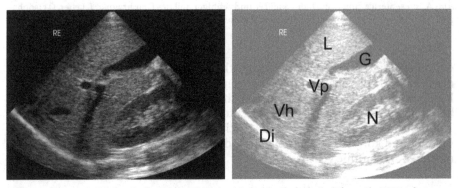

Abb. 8.5. Längsschnitt durch die Leber (*L*) in der Medioklavikularlinie (*Ebene 3*). *Di* Diaphragma, *G* Gallenblase, *N* Niere, *Vh* V. hepatica, *Vp* V. portae

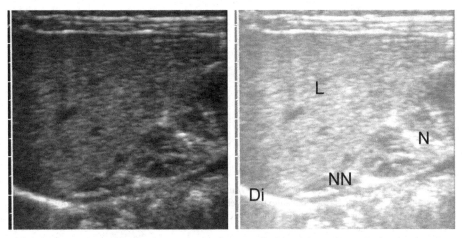

Abb. 8.6. Längsschnitt der Leber (*L*) in der vorderen Axillarlinie (*Ebene 4*). *Di* Diaphragma, *N* Niere, *NN* Nebenniere

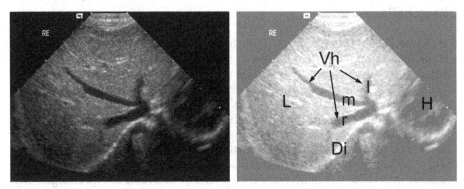

Abb. 8.7. Rippenbogenrandschnitt durch den Lebervenenstern (*Ebene 5*). *Di* Diaphragma, *H* Herz, *L* Leber, *Vh l* linke, *m* mittlere und *r* rechte V. hepatica

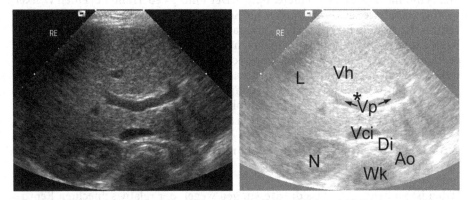

Abb. 8.8. Transversalschnitt der Leber (*L*) mit rechtem (←) und linkem (→) Hauptast der V. portae (*Vp*) (*Ebene 6*). * Ductus hepaticus, *Ao* Aorta, *Di* muskuläre Zwerchfellschenkel, *N* Niere, *Vci* V. cava inferior, *Vh* V. hepatica

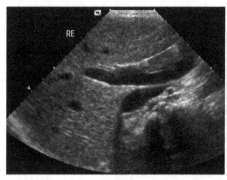 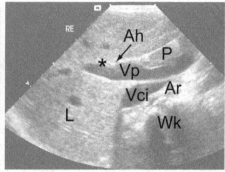

Abb. 8.9. Längsschnitt über der V. portae (*Vp*) vom Venenkonfluens bis zur Portalvenenbifurkation (*Ebene 7*). *Ah* A. hepatica, *Ar* A. renalis dextra, *L* Leber, *P* Pankreaskopf, *Vci* V. cava inferior, *Wk* Wirbelkörper, * parallel zur V. portae verlaufender Ductus hepaticus

8.5
Ultraschallanatomie

Die anatomischen Leitstrukturen der Leber sind die intra- und extrahepatischen Gefäße. Das Leberparenchym ist von mittlerer Echogenität, wobei die kleineren Pfortaderäste durch starke Doppelechos („Uferbefestigung") im Parenchym auffallen (Abb. 8.7). Die Echogenität der Leber ist etwas höher als die des Nierenparenchyms und etwas geringer als die des Pankreas. Im Leberparenchym können die gefäßbedingten Strukturkomponenten gut abgegrenzt werden. Die großen drei Lebervenen (V. hepatica dextra, V. hepatica media, V. hepatica sinistra) konvergieren nach kranial zum Lebervenenstern (Abb. 8.7). Ihr Verlauf im Leberparenchym ist senkrecht zu den Pfortaderästen. Die Lebervenen imponieren als konische echofreie Bänder ohne Wandecho; die Pfortaderäste dagegen zeigen, wie oben beschrieben, echoreiche Wandechos.

In der Sternallinie hat die Leber im Längsschnitt die Form eines Kreissegments mit nach kaudal gerichteter Spitze. Der untere Leberrand hat einen Winkel von bis zu 45°, weiter rechts wird er größer. Die Leber ist glatt begrenzt und liegt ventral der Abdomenvorderwand, kranial der Zwerchfellkuppel an. Die kraniale Begrenzung der Leber ist manchmal nicht einsehbar, da sie hier von der lufthaltigen Lunge im ventralen Recessus phrenicocostalis überlagert wird. Die Leberunterfläche zieht meist geradlinig nach kaudal-ventral zum Leberunterrand. Der Lobus caudatus kann als Variante manchmal groß und tumorartig erscheinen.

Die Messung der Leber kann in kraniokaudaler Richtung zwischen Zwerchfellkuppel und kaudalem Leberrand an drei Stellen erfolgen:
- Sternallinie (STL),
- Medioklavikularlinie (MCL) oder Mamillarlinie und
- vordere Axillarlinie (VAL).

Dabei ist zu bedenken, dass die Messungen wegen der relativ schlechten Reproduzierbarkeit eine große Schwankungsbreite haben. Die klinische Größenbestimmung reicht meist völlig aus.

Die Leberhöhe nimmt von links nach rechts kontinuierlich zu. Der anatomisch rechte und linke Leberlappen können sonographisch anhand des Ansatzes des Ligamentum falciforme getrennt werden. Eine funktionelle Einteilung der Leber erfolgt jedoch anhand der Gefäßversorgung in acht Subsegmente entsprechend den chirurgischen Erfordernissen. Dies geschieht mit indirekten Orientierungshilfen anhand der Aufzweigung der Portalgefäße (s. Abschn. 8.5.6).

Die Leber wird kranial vom bindegewebigen Zentrum tendineum des Zwerchfells mit hoher Echogenität (Abb. 8.3); es wird dorsal von der muskulösen Parg lumbalis des Zwerchfells mit mittlerer Echogenität begrenzt (Abb. 8.3). Die Beweglichkeit des Zwerchfells wird mittels M-Mode dokumentiert (Abb. 8.2). Hierdurch kann nicht nur zwischen normaler Funktion, aufgehobener Funktion (sympathischer Zwerchfellhochstand) und Zwerchfellparese (paradoxe Beweglichkeit) differenziert werden, sondern es wird gleichzeitig die Dynamik des einzelnen Atemzuges dargestellt.

8.5.1
Sternallinie; Ebene 1 und 2

Dieser Schnitt orientiert sich an der Aorta (Abb.8.3, 8.4). Sie wird longitudinal eingestellt. Das Blickfeld reicht kranial bis in die epiphrenischen Abschnitte und kaudal bis zu den Abgängen des Truncus coeliacus und der A. mesenterica superior. Die Aorta zeigt die typischen arteriellen Pulsationen und hat einen geradlinigen Verlauf. Ventral davon bildet sich als große dreiecksförmige Struktur die Leber ab. Im Gefäßzwickel von Truncus coeliacus und A. mesenterica superior liegt das Pankreas, das dorsal durch den Querschnitt der V. lienalis/Venenconfluens begrenzt wird (siehe Abb. 8.3). Zwischen Leberunterrand und ventraler Begrenzung des Pankreas kann sich die Kokarde des quer getroffenen Antrums abbilden. Unmittelbar kranial des Truncus coeliacus zwischen Leber und Aorta stellt sich als echoreicher Streifen das Omentum minus dar. In dieser Ebene ist ventral des Durchtritts der Aorta durch das Zwerchfell der Ösophagus erkennbar.

Durch leichtes Kippen des Schallkopfes nach rechts stellt sich die V. cava ein. Anders als die Aorta zeigt sie retrohepatisch einen geschwungenen Verlauf im Sinne eines liegenden S oder E. Sie ist echoärmer als die Aorta und zeigt kurzschlägige Doppelpulsationen sowie starke Kaliberschwankungen beim Pressversuch (Valsalva). Bei manchen Kindern sind akzessorische Lebervenen, die direkt von ventral in die V. cava eintreten, erkennbar. Sie drainieren den Lobus caudatus (Segment 1). In Höhe des Zwerchfelldurchtritts weitet sich die V. cava an der Mündung der Lebervenen etwas auf und mündet unmittelbar in den rechten Vorhof. Zwischen unterem Leberrand und Vorderrand der V. cava kreuzt die V. portae und stellt sich im echoarmen Querschnitt dar. Meist lassen sich hier ventral der V. portae die Querschnitte der A. hepatica und des Ductus choledochus erkennen.

8.5.2
Medioklavikularlinie und Leberhilus; Ebene 3

Dorsal der Leber bildet sich der obere Pol der rechten Niere ab (Abb. 8.5). An der Leberunterseite und kaudal des Leberrandes erscheint die Gallenblase. In dieser Ebene kann die Leber gemessen werden.

Im Leberhilus tritt die V. portae in die Leber ein und teilt sich dann unmittelbar in den rechten und linken Ast. Im Leberhilus sind kleine tubuläre Strukturen erkennbar, die der A. hepatica propria und dem Ductus hepaticus entsprechen. Wegen großer anatomischer Lagevarianz können diese Strukturen sicher nur anhand von Pulsationen bzw. dopplersonographisch differenziert werden.

8.5.3
Vordere Axillarlinie, Flankenschnitt; Ebene 4

Dorsal lässt sich die Niere darstellen und ihre Echogenität kann mit der der Leber verglichen werden (Abb. 8.6). Der Nierenkortex ist etwas echoärmer als normales Leberparenchym. Bei tiefer Inspiration („dicken Bauch" machen lassen) kann die Leber auch im kranialen Teil einschließlich der Zwerchfellkuppel gut überblickt werden. Die Leber verschiebt sich atemsynchron gegenüber der Niere. Mit guten Geräten kann die normale Nebenniere auch bei Schulkindern noch regelmäßig am oberen Nierenpol abgebildet werden. Die Leber überschreitet an dieser Stelle wegen ihrer größten Ausmaße oft weit die Bildgrenzen; deshalb ist eine Ausmessung der Leber an dieser Stelle nur annäherungsweise möglich.

8.5.4
Subkostalschnitte; Ebene 5 und 6

Von dieser Stelle aus kann durch eine Kippbewegung der gesamte rechte Leberlappen sukzessive dargestellt werden (Abb. 8.7, 8.8). Die Stellung des Schallkopfes muss dabei auch durch gleichzeitiges Drehen entsprechend den anatomischen Strukturen leicht variiert und angepasst werden. Zunächst wird die Mündung der drei Lebervenen in die V. cava und ggf. rechten Vorhof eingestellt. Die Lebervenen erscheinen als echofreie Bänder, die zur Peripherie hin schmaler werden. Im Gegensatz zu den Pfortaderästen haben sie keine eigenen Wandechos.

Wird der Schallkopf steiler gehalten, kann die Bifurkation der V. portae in ihren rechten und linken Ast eingestellt werden. Sie zeigen kräftige, echoreiche Wandechos („Uferbefestigung"). Der linke Ast gabelt sich nach kurzer Strecke und gibt nach ventral einen breiten Ast ab, in den in der Fetalzeit die Nabelvene mündete, den Recessus umbilicalis Rex (Abb. 8.10).

Bei Neugeborenen kann der Ductus venosus Arantii, der die Verbindung zwischen Nabelvene (Recessus umbilicalis) und V. cava inferior darstellt, noch gut gesehen werden (Abb. 8.12).

Dorsal der Leber und vor der Wirbelsäule sind im Querschnitt die V. cava (links) und die runde Aorta (rechts) erkennbar. Bei stärkerer Steilstellung des Schallkopfes bildet sich die Gallenblase vom Fundus bis zum Leberhilus ab (s. Abb. 8.13).

8.5.5
Leberhilus mit V. portae im Längsschnitt; Ebene 7

Die Ausrichtung der Schnittebene erfolgt an der V. portae (Abb. 8.9). Dazu wird der Schallkopf aus der Ebene 6 um ca. 30–45° gedreht. Die V. portae lässt sich peripher bis zum Confluens von V. mesenterica und V. lienalis verfolgen. Zentral ist die Aufteilung des rechten Hauptastes der V. portae sichtbar. Ventral der V. portae verlaufen zwei tubuläre Strukturen: die A. hepatica, die sich bis zu ihrem Ursprung aus dem Truncus coeliacus verfolgen lässt, und etwas kaudal von der Arterie der Ductus choledochus.

Im Querschnitt imponiere diese drei Gefäße als Micky-Maus-Kopf (Kopf: V. portae, rechtes Ohr: A. hepatica, linkes Ohr: D. hepaticus) (Abb. 8.13).

8.5.6
Lebersegmente

Die sonographische Identifikation einzelner Lebersegmente ist für den Chirurgen von großer Bedeutung. Dazu wird das vom französischen Chirurgen Couinaud angegebene System auf die Ultraschallanatomie übertragen. Die Leber wird anhand der versorgenden Portalgefäße in acht Segmente unterteilt. In jedes Segment zieht jeweils zentral ein Portalast. Die Segmente 1–4 liegen im linken und rechten, die Segmente 5–8 sämtlich im rechten Leberlappen(Abb. 8.10, 8.11).

Die Segmente 1–4 lassen sich im Transversalschnitt zwischen den Ebenen 5 und 6 darstellen. Die Portalgefäße bilden dabei die Form eines liegenden H. Den dorsalen Schenkel des H bilden der linke Hauptast der V. portae sowie der Portalast des 2. Segmentes. Der ventrale Schenkel des H entsteht aus den Ästen der Segmente 3 und 4. Der Verbindungsbalken ist der Recessus umbilicalis Rex. Der Portalast des 1. Segmentes, des Lobus caudatus, entspringt direkt aus dem linken Hauptast der V. portae. Wegen seiner besonderen Gefäßversorgung mit kurzen und direkt in die V. cava inferior mündenden Venen verhält er sich wie eine eigene kleine Leber. Er kann sich isoliert vergrößern und seine Echogenität weicht

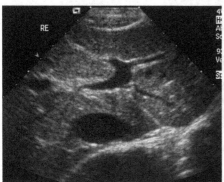
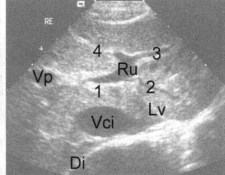

Abb. 8.10. Lebersegmente 1–4. *Di* Diaphragma, *Lv* Ligamentum venosum, *Ru* Recessus umbilicalis Rex, *Vci* V. cava inferior, *Vp* V. hepatica

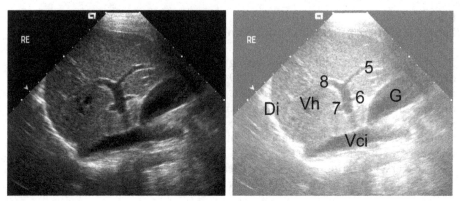

Abb. 8.11. Lebersegmente 5–8. *Di* Diaphragma, *G* Gallenblase, *Vci* V. cava inferior, *Vh* V. hepatica

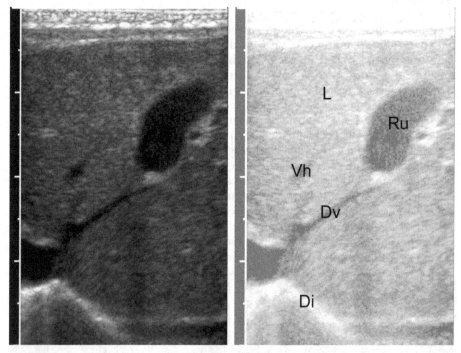

Abb. 8.12. Ductus venosus Arantii (*Dv*), rechts in Farbdopplerdarstellung. *Di* Diaphragma, *L* Leber, *Ru* Recessus umbilicalis Rex, *Vh* V. hepatica, *Vu* V. umbilicalis

bei Parenchymumbau im Sinne einer Fettleber von der der übrigen Leber ab. Nach links ist das 1. Segment durch das Ligamentum venosum abgegrenzt. Die Zählung der Segmente erfolgt im Gegenuhrzeigersinn.

Die Segmente 5–8 lassen sich ausgehend von einem leichten Schrägschnitt auf den Leberhilus zu in der vorderen Axillarlinie (Ebene 4) abbilden. Ihre zuführen-

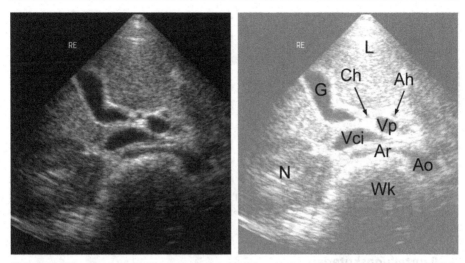

Abb. 8.13. Transversalschnitt Oberbauch. *Ah* A. hepatica, *Ao* Aorta, *Ch* Ductus choledochus, *G* Gallenblase, *L*, Leber, *N* Niere, *Vci* V.cava inferior, *Vp* V. portae, *Wk* Wirbelkörper

den Gefäße bilden ebenfalls die Form eines liegenden H. Dabei bilden die Portaläste der Segmente 5 und 8 den schallkopfnahen, die Äste der Segmente 6 und 7 den schallkopffernen Schenkel des H, während der rechte Hauptast der V. portae den Querbalken darstellt. Die Zählung der Segmente 5–8 erfolgt im Uhrzeigersinn. Beide Segmentzählungen zusammengenommen erfolgen in der Form einer liegenden 8.

Insgesamt zeigt die Gefäßversorgung der Lebersegmente eine große Variantenzahl.

8.5.7
Artefakte

— Spiegelartefakte am Zwerchfell täuschen eine epiphrenische parenchymatöse Raumforderung (Tumor) vor. Dabei handelt es sich aber nur um am Zwerchfell gespiegelte Echos, die aus der Leber kommen und sich wegen der längeren Laufzeit (sie haben einen Umweg genommen) tiefer in das Bild, eben nach epiphrenisch projizieren (Abb. 8.14). Sie sind daran zu erkennen, dass sie dieselbe Struktur wie Lebergewebe aufweisen. Haben diese „Raumforderungen" jedoch eine andere Struktur als Lebergewebe, kann es sich um reale, abklärungsbedürftige Befunde handeln.

— Laufzeitartefakte, z. B. beim Schallen durch den Rippenknorpel, täuschen eine umschriebene Vorwölbung der Leberoberfläche vor. Dieses Artefakt entsteht dadurch, dass der Schall im Knorpel eine höhere Geschwindigkeit als in der Subkutis aufweist. Dadurch ist er aus der Leber schneller wieder am Schallkopf zurück und die Echos werden, da früher zurück, entsprechend schallkopfnäher im Bild dargestellt (Abb. 19.11).

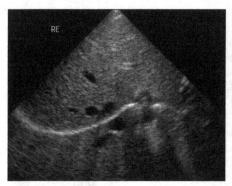
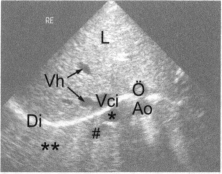

Abb. 8.14. Oberbauchquerschnitt. Am Zwerchfell (*Di*) gespiegeltes Lebergewebe (**), V. cava inferior (*) und Lebervene (#). *Ao* Aorta, *L* Leber, *Ö* Ösophagus, *Vci* V. cava inferior, *Vh* V. hepatica

Beurteilungskriterien

- Parenchymechogenität (angehoben – vermindert, homogen – fokal)
- Organgröße und -kontur (vergrößert – klein, glatt – höckrig)
- Kaudaler Leberrand (spitzwinklig – stumpf)
- Gefäße (Weite von Pfortader, Lebervenen, -arterien, Weite der
  Gallengänge)
- Atemverschieblichkeit und Zwerchfell, -beweglichkeit

Untersuchungsindikationen

- Hepatomegalie mit Bestimmung der Lebergröße,
- Onkologische Erkrankungen bzw. Abklärung einer Leberbeteiligung
  bei nachgewiesenen Malignomen,
- Ikterus,
- Akute und chronische Hepatitiden,
- Fieber ungeklärter Genese,
- Vor Leberbiopsien zum Ausschluss einer Koloninterposition
  (Chilaiditi-Syndrom) und zur Lokalisation der Gallenblase,
- Heterotaxie-Syndrom.

9
Gallenwege

9.1
Technische Voraussetzungen

Je nach Größe des Kindes werden die Gallenwege mit einem 3–7 MHz Sektorschallkopf untersucht. Für Detaildarstellungen besonders der zarten intrahepatischen Gallengänge und des Gallenblasenfundus ist im Säuglingsalter auch ein
5–8 MHz Linearschallkopf sinnvoll.

9.2
Untersuchungsvorbereitung

Die Kinder sollten möglichst nüchtern sein, damit die Gallenwege weitlumig
sind. Damit Säuglinge für die Untersuchung nicht längere Zeit hungern müssen,
können sie unmittelbar vor der nächsten regulären Mahlzeit geschallt werden. Zu
diesem Zeitpunkt ist die Gallenblase meist stark flüssigkeitsgefüllt und leicht zu
finden.

9.3
Untersuchungsgang

Der Patient ist in Rückenlage (Abb. 9.1). Ausgehend vom Medianschnitt (Aorta
längs, s. Abb. 7.4) wird der Schallkopf parallel nach rechts bis zur vorderen Axillarlinie verschoben. Dadurch wird die Gallenblase sicher lokalisiert. Es wird die
Schallebene nach Auffinden der Gallenblase im rechten Oberbauch leicht gedreht, und die Gallenblase in größter Längsschnittfläche bei gleichzeitiger Darstellung des Fundus und des Infundibulums abgebildet (Ebene 1, Abb. 9.2). Daran
schließt sich die Abbildung in einer dazu senkrechten Ebene an, wobei die Gallenblase parallel zur Leberunterfläche in ihrer Gesamtlänge mit nach kranial-
dorsal gekipptem Schallkopf bis zum Leberhilus dargestellt wird (Ebene 2,
Abb. 9.3). Durch Senkrechtstellen des Schallkopfes ist der Querschnitt der Gallenblase einzustellen (Ebene 3, Abb. 9.4). Falls sich ein Steinverdacht ergibt, muss
der Patient umgelagert werden, um die Verlagerbarkeit der Steine, z. B. auch aus
dem Infundibulum heraus zu prüfen. Hier ist auch eine Untersuchung mit aufge-
richtetem Oberkörper sinnvoll, da mobile Steine dann in den Fundus der Gallenblase wandern.

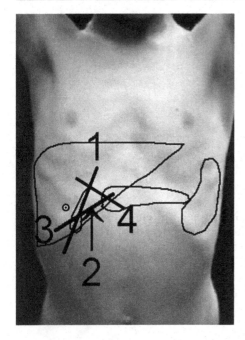

Abb. 9.1. Bildebenen der Gallenblase:
1 Größter Längsdurchmesser (s. Abb. 9.2)
alternativer Aufsatzpunkt:
im Interkostalraum in der Mamillarlinie
(Kokarde),
2 Rippenbogenrandschnitt (s. Abb. 9.3),
3 Querschnitt der Gallenblase / V. portae
(s. Abb. 9.4),
4 Längsschnitt der V. Vortae (s. Abb. 9.7)

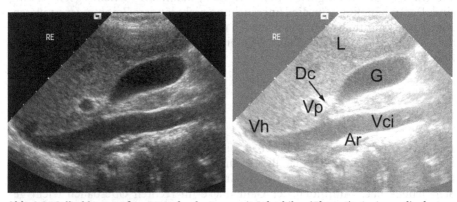

Abb. 9.2. Gallenblase, größter Längsdurchmesser mit Leberhilus (*Ebene 1*). *Ar* A. renalis dextra, *Dc* Ductus choledochus, *L* Leber, *Vci* V. cava inferior, *Vh* V. hepatica, *Vp* V. portae

Anschließend werden die großen intrahepatischen Gallenwege (rechter und linker Ductus hepaticus) in ihrem zentralen Teil ventral der Aufzweigung der V. portae in den linken und rechten Ast abgebildet (s. Abb. 8.8, Leber, Ebene 6). Der Hauptstamm der V. portae dient beim Einstellen der extrahepatischen Gallenwege als Orientierungshilfe. Dazu wird die Pfortader zuerst im Längsschnitt eingestellt (Ebene 4, Abb. 9.7), dann wird der Schallkopf um 90 Grad imUhrzeigersinn gedreht, um die V. portae, den Ductus choledochus und die A. hepatica im Querschnitt zu erhalten. In dieser Schnittebene erscheint der Ductus

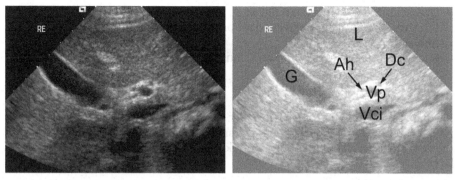

Abb. 9.3. Rippenbogenrandschnitt mit Gallenblase und Leberhilus (*Ebene 2*). *Ah* A. hepatica, *Dc* Ductus choledocus, *G* Gallenblase, *L* Leber, *Vci* V. cava inferior, *Vp* V. portae

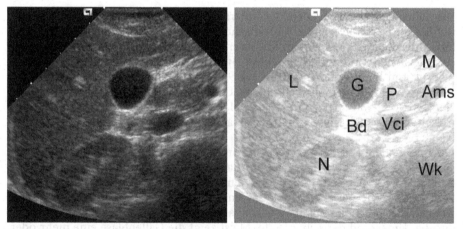

Abb. 9.4. Transversalschnitt durch die Gallenblase (*Ebene 3*). *Ams* A. mesenterica superior, *Bd* Bulbus duodeni, *G* Gallenblase, *L* Leber, *M* Magen, *N* Niere, *P* Pankreas, *Vci* V. cava inferior, *Wk* Wirbelkörper

choledochus kaudal, die A. hepatica kranial auf der V. portae (Abb. 9.6). Zum Abschluss erfolgt die Darstellung des distalen Choledochus im Pankreaskopf. Hier ist der Ductus choledochus bei sorgfältiger Untersuchung rechts neben der V. portae bzw. dem Venenconfluens sichtbar (s. Abb. 11.4).

9.4
Standardebenen zur Fotodokumentation

— Größter Längsdurchmesser parasagittal, Ebene 1 (Abb. 9.1, 9.2) oder hilfsweise im Interkostalraum in der Mamillarlinie,
— Schnittebene quer dazu (Rippenbogenrandschnitt) mit nach kranial gekipptem Schallkopf in Richtung Leberhilus, Ebene 2 (Abb. 9.3),

▬ Querschnitt der Gallenblase, Ebene 3 (Abb. 9.4),

▬ Intrahepatische Gallenwege mit der Portalvenenbifurkation (s. Kap. 8, Ebene 6, Abb. 8.8),

▬ Micky-Maus-Figur der V. portae. Schnitt ähnlich Ebene 3 (Abb. 9.6),

▬ Längsschnitt der V. portae mit Ductus choledochus, Ebene 4 (Abb. 9.7),

▬ Ductus choledochus im Pankreaskopf (s. Kap. 11, Ebene 3, Abb. 11.4).

Bei pathologischen Befunden wird der entsprechende Befund dokumentiert, möglichst immer mit gleichzeitiger Darstellung von anatomischen Marksteinen, die dem späteren Betrachter der Fotodokumentation auch eine Orientierung erlaubt.

9.5
Ultraschallanatomie

Die Gallenblase kann bei korrekter Untersuchungstechnik regelmäßig dargestellt werden. Sie ist echofrei an der Unterfläche des rechten Leberlappens keulen- oder birnenförmiger Form sichtbar. Mit ihrer Spitze (Infundibulum – Ductus cysticus) weist sie immer zum Leberhilus. Hier liegt sie in unmittelbarer Nähe zum Pylorus und Bulbus duodeni (Abb. 9.4, 9.5). Zum Aufsuchen des Pylorus eignet sich die Gallenblase gut als Leitschiene. Da die Gallenblase nur im Leberhilus fixiert ist, ist die Lage des Fundus variabel. Die Gallenblase kann auch an die Ventralseite der rechten Niere grenzen. Dorsal des Fundus stellt sich meist die luftgeblähte rechte Kolonflexur dar.

Ist die Gallenblase bei nüchternem Kind mit Ikterus nur sehr klein oder nicht auffindbar, bedarf dies der weiteren diagnostischen Klärung. Die Füllung der Gallenblase ist vom Zeitpunkt der letzten Nahrungsaufnahme abhängig. Das Volumen kann, wie bei allen Hohlorganen, mittels der Ellipsoidformel geschätzt werden. Die Gallenblasenlänge ist sehr variabel. Üblicherweise überragt der Fundus den Unterrand der Leber leicht. Meist zeigt die Gallenblase eine mehr oder weniger geschlängelte Form, so dass auf der sonographischen Schnittebene die Gallenblase geknickt ist. Diese Knicke können eine Septierung vortäuschen. Eine Doppelung der Gallenblase ist selten.

Die postprandiale Volumenverkleinerung der Gallenblase entspricht der physiologischen Gallenblasenkontraktion. Eine verminderte bis fehlende postprandiale Volumenminderung von deutlich weniger als 50% ist pathologisch.

Die Dicke der Gallenblasenwand beträgt 1–2 mm. Im kontrahierten Zustand und bei hohem Auflösungsvermögen erscheint sie dreischichtig mit echoarmer fibromuskulärer Mittelschicht und dicker echoreicher Mukosa (Abb. 9.5).

V. portae, A. hepatica und die Gallengänge verlaufen gemeinsam. Arterien und Gallengänge sind wegen ihrer Kleinheit jenseits des Hilus in der Leber schwer erkennbar. Arterie und Gallengänge verlaufen ventral der großen Pfortaderäste. Sie haben annähernd gleiches Kaliber. Manchmal gelingt es visuell die Pulsationen der Arterie zu erfassen; einfacher ist die Klärung mittels Doppler- bzw. Farbdopplersonographie. Die A. hepatica lässt sich darüber hinaus als tubuläre Struktur bis zum Truncus coeliacus verfolgen.

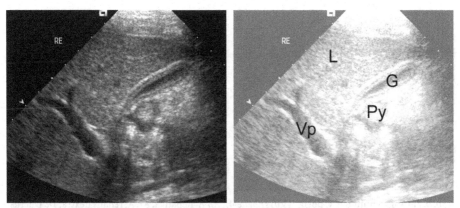

Abb. 9.5. Postprandial entleerte Gallenblase. Dreischichtung mit echoarmer Mittelschicht. *G* Gallen-blase, *L* Leber, *Py* Pylorus, *Vp* V. portae, Schnitt von der vorderen Axillarlinie aus

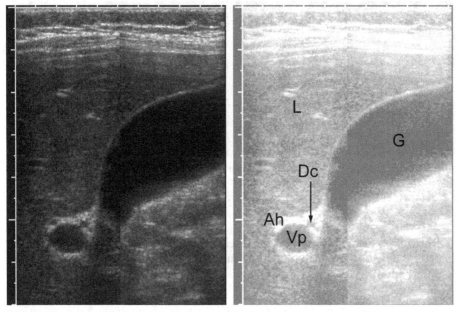

Abb. 9.6. Querschnitt der V. portae (*Vp*, Micky-Maus-Kopf), *Ah* A. hepatica propria , *Dc* Ductus cho-ledochus. Ähnlich Ebene 3. *G* Gallenblase, *L* Leber

Im leicht gedrehten, rechtsseitigen paramedianen Subkostalschnitt liegen die Leberarterie und der Ductus choledochus ventral der quer getroffenen Pfortader (Micky-Maus-Kopf: Gesicht = V. portae; linkes Ohr, kranial = A. hepatica propria; rechtes Ohr, kaudal = Ductus choledochus, Abb. 9.6). Im Längsschnitt verlaufen beide Gefäße parallel zu V. porta (Abb. 9.7). Der distale Teil des Ductus choledo-chus liegt im Pankreaskopf rechts neben der V. portae bzw. dem Venenconfluens (s. Abb. 11.4).

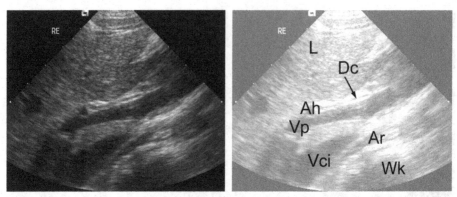

Abb. 9.7. Längsschnitt der V. portae (*Vp*) (*Ebene 4*). *Ah* A. hepatica, *Ar*, A. renalis dextra, *Dc* Ductus choledochus, *L* Leber, *Vci* V. cava inferior, *Vp* V. portae, *Wk* Wirbelkörper

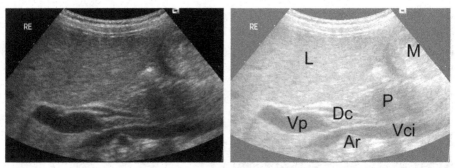

Abb. 9.8. Schrägschnitt über der V. portae mit sehr distal mündendem Ductus zysticus *Ar* A. renalis dextra, *Dc* Mündungsstelle in den Ductus choledochus, *L* Leber, *M* Magen, *P* Pankreas, *Vci* V. cava inferior, *Vp* V. portae

Der Ductus cysticus zeigt bezüglich seiner Länge und Insertion in den Ductus hepaticus eine große Variabilität. Abbildung 9.8 zeigt als Variante eine sehr distale Einmündung.

Beurteilungskriterien

- Form und Größe
- Echogenität des Gallenblaseninhalts (echofrei – mit Schwebeteilchen, Sludge, Stein)
- Wanddicke (zart – kokardenförmig)
- Weite der Gallengänge (nicht sichtbar, zart, segmental – tubulär dilatiert)

Artefakte:
Wie alle zystischen Strukturen weist auch die Gallenblase beiderseits einen vom Rand ausgehenden zarten Beugungsschallschatten auf. Dieser verläuft vom Schallkopf weg (Abb. 9.4).
Gallenblasensteine können von an der Gallenblasenrückseite anliegenden luftgefüllten Darmschlingen vorgetäuscht werden; dies zu unterscheiden erfordert die Darstellung in weiteren Ebenen.
Binnenechos in diesem Areal sind in der Regel artefaktbedingt. Nebenkeulenartefakte ragen als gebogene Echostrukturen in die Gallenblase.

Untersuchungsindikationen

- Ikterus, Icterus prolongatus
- Hämolytische Anämie
- Mukoviszidose
- Total parenterale Langzeiternährung
- Rechtsseitige Oberbauchschmerzen
- Verdacht auf Cholezystolithiasis
- Tastbare Resistenz im rechten Oberbauch
- Vor Leberblindpunktion

10
Milz

Beim Neugeborenen steht die Frage einer Asplenie bei Situs ambiguus meist im Vordergrund. Im späteren Lebensalter muss die Milz häufig nach stumpfem Bauchtrauma untersucht werden.

10.1
Technische Voraussetzungen

Je nach Lebensalter werden Schallköpfe mit Frequenzen zwischen 3 und 7 MHz eingesetzt. Wegen des engen Interkostalraums als Schallfenster sind Sektorschallköpfe geeigneter.

10.2
Untersuchungsvorbereitung

Grundsätzlich bedarf es für die Milzsonographie keiner besonderen Vorbereitung. Meist sind die Kinder jedoch wegen der gleichzeitig erfolgenden allgemeine Abdomensonographie nüchtern.

10.3
Untersuchungsgang

Das Kind befindet sich in Rückenlage. Zunächst wird in der mittleren Axillarlinie links die Milz aufgesucht (Abb. 10.1) und dann durch Drehen des Schallkopfes die Milz in ihrer Längsausdehnung dargestellt (Abb. 10.2). Da die Milz von kranial-dorsal nach kaudal-ventral verläuft, lässt sie sich nur durch Ausrichten des Schallkopfes entlang des 7. bis 8. Interkostalraums links in ihrer größten Länge erfassen (Abb. 10.3). Dabei sollte der Milzhilus mit abgebildet werden, was aber nicht immer möglich ist. An dieser Stelle erfolgt die Längenmessung. Ohne den Schallkopf zu verschieben, lässt sich durch Kippen der Schallebene nach frontal und dorsal die Milz im Längsschnitt in allen Abschnitten darstellen (Abb. 10.4). Durch Kippen können auch noch gesondert zwerchfellnahe Anteile untersucht werden. Dann wird der Schallkopf an dieser Stelle um 90° gedreht und nur sehr eingeschränkt der maximale Querschnitt durch Kippbewegungen eingestellt (Abb. 10.5). Dieser Schnitt muss durch den Hilus verlaufen. In dieser Ebene erfolgt die Messung der Breite und Tiefe. Aus den Messstrecken lässt sich das Milz-

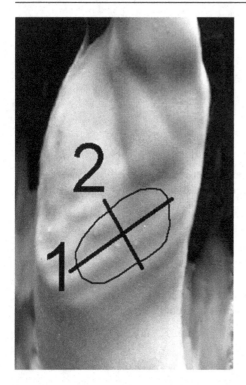

Abb. 10.1. Standardebenen Milz,
1 bipolarer Längsschnitt durch den Hilus,
2 Querschnitt im Hilus

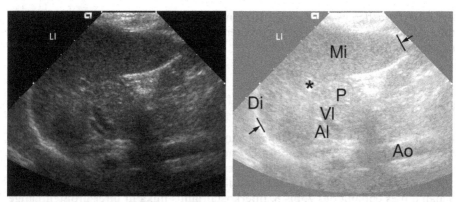

Abb. 10.2. Milzlängsschnitt durch den Hilus (*) mit Angabe der Messstrecke zwischen den Pfeilen (*Ebene 1*), Schulkind. *Al* A. lienalis, *Di* Diaphragma, *Mi* Milz, *N* Niere, *P* Pankreas, *Vl* V. lienalis

volumen berechnen. Zur ersten Beurteilung der Milz dient die Faustregel, dass ihr Längsdurchmesser nicht größer als der Längsdurchmesser der linken Niere sein soll.

Bei tiefer Inspiration („dicken Bauch" machen lassen) bzw. in Rechtsseitenlage mit angehobenem linken Arm lässt sich eine sehr hoch unter dem Rippenbogen

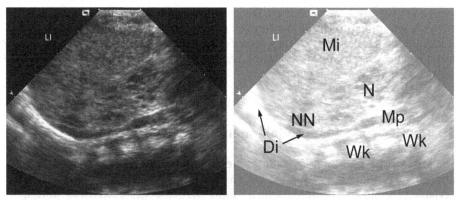

Abb. 10.3. Milzlängsschnitt (*Ebene 1*), Säugling. *Di* Diaphragma mit Centrum tendineum und Pars lumbalis, *Mi* Milz, *Mp* M. psoas, *N* Niere, *NN* Nebenniere, *Wk* Wirbelkörper

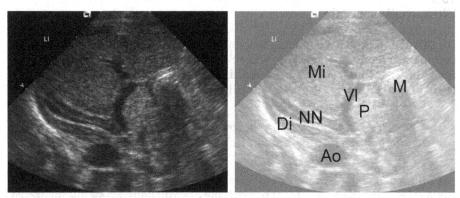

Abb. 10.4. Milzlängsschnitt durch den Hilus, Neugeborenes. *Ao* Aorta, *Di* Diaphragma, *M* gefüllter Magen, *Mi* Milz, *NN* Nebenniere, *P* Pankreas, *Vl* V. lienalis

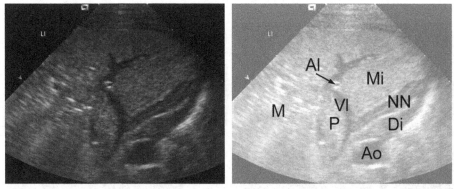

Abb. 10.5. Milzquerschnitt (*Ebene 2*), Säugling. *Al* Ast der A. lienalis, *Ao* Aorta, *Di* Diaphragma, *Mi* Milz, *M* Magen, *NN* Nebenniere, *P* Pankreas, *Vl* V. lienalis

stehende Milz besser untersuchen. Durch Kippen und Schieben des Schallkopfes wird die gesamte Milz durchmustert.

Von dorsal lässt sich die Milz wegen der lufthaltigen Lunge im posterioren Sinus phrenicocostalis und der damit verbundenen Bildauslöschung meist nur sehr eingeschränkt darstellen.

10.4
Standardebenen zur Fotodokumentation

Die Milz wird im größten Längsdurchmesser und in der dazu senkrecht stehenden Ebene dokumentiert. Beide Ebenen sollten möglichst durch den Milzhilus verlaufen (Abb. 10.1). Pathologische Befunde werden in gesonderten Schnitten in 2 Ebenen abgebildet.

10.5
Ultraschallanatomie

Die Milz hat eine angedeutete Kaffeebohnenform. Sie ist glatt begrenzt und hat eine „samtartige" feine und homogene Schallstruktur mittlerer Echogenität. Im Kleinkindalter findet sich häufig noch eine leichte Lappung. Eine Nebenmilz ist ein häufiger Befund. Sie liegt meist in Hilusnähe (Abb. 10.6).

> Der bipolare Durchmesser einer normalen Milz ist in jedem Lebensalter nicht größer als der der gleichseitigen Niere.

Die Milzvenen sind als „randlose" echoarme Bänder im hilusnahen Milzparenchym erkennbar. Die V. lienalis ist in der Nähe des Milzhilus, wo sie aus mehreren Ästen entsteht, gut als echoarmes Band erkennbar, während die Milzarterie schlechter abgrenzbar ist (Abb. 10.5). Die Milzvene hat einen leicht gebogenen Verlauf, während die Arterie erst im höheren Alter stärker geschlängelt ist. Beide

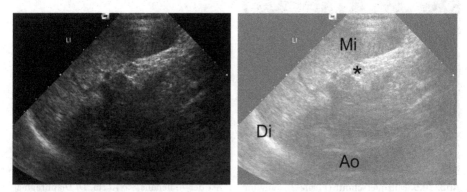

Abb. 10.6. Milzlängsschnitt mit Nebenmilz (*) in Hilusnähe. *Ao* Aorta, *Di* Diaphragma, *Mi* Milz

Gefäße verlaufen parallel zueinander längs der Unterfläche des Pankreas (Abb. 10.2, s. auch Abb. 7.18).

Die Milz wird kranial und dorsal von der echoreichen Zwerchfellkuppel bzw. dem muskulären Zwerchfellschenkel (Abb. 10.3), medial vom Magen und der linken Kolonflexur begrenzt. Ihr kaudaler Pol ragt üblicherweise bis zur Mitte der linke Niere. Reicht der kaudale Milzpol bis zum kaudalen Nierenpol, besteht eine Splenomegalie. Zwischen oberem Nierenpol und Milz liegt die Nebenniere. Bei Neugeborenen können die Nebennieren sehr groß sein (Abb. 10.4, 10.5).

Beurteilungskriterien

- Form (glatt – gelappt) und Zahl (Nebenmilzen)
- Parenchymechogenität (homogen – inhomogen)
- Größe (Vergleich mit gleichseitiger Niere)
- Lage
- Gefäße (Weite und Flussgeschwindigkeiten)
- Nebenmilzen
- Situs ambiguus

Artefakte: keine.

Untersuchungsindikationen

- Splenomegalie, Milzgrößenbestimmung
- Oberbauchtumor links
- Speichererkrankungen (M. Gaucher)
- M. Still
- Situs ambiguus
- Fehlbildungen (Asplenie, Polysplenie, Nebenmilzen)
- Stumpfes Bauchtrauma

11
Pankreas

11.1
Technische Voraussetzungen

Je nach Größe des Kindes werden Sektorschallköpfe mit einer Frequenz zwischen 3 und 7 MHz verwendet. Sie ermöglichen die optimale Nutzung des nach kaudal durch die Luft im Colon transversum sehr eingeengten Schallfensters. Linearschallköpfe sind wegen ihrer schlechten Ankoppelbarkeit im Querschnitt im Oberbauch nur sehr begrenzt einsetzbar.

11.2
Untersuchungsvorbereitung

Die Untersuchung sollte frühmorgens beim nüchternen Kind erfolgen. Um die Luft aus dem Antrum zu verdrängen und dadurch das Schallfenster zu vergrößern, kann dem Kind etwas klare Flüssigkeit zur Untersuchung gegeben werden.

11.3
Untersuchungsgang

Zum Auffinden des Pankreas eignet sich der Längsschnitt im Oberbauch mit der Aorta als Leitstruktur (Abb. 11.1). Dabei wird im Gefäßwinkel zwischen Truncus coeliacus und der A. mesenterica superior das Pankreas sichtbar (s. Abb. 7.4). Um das Pankreas im Querschnitt nach beiden Seiten zu untersuchen, wird der Schallkopf in dieser Ebene leicht nach rechts und links gekippt (*Pfeile*, Ebene 1). Der Schallkopf wird dann über dem Pankreas um 90° im Gegenuhrzeigersinn in den Oberbauchtransversalschnitt gedreht. Das Organ wird jetzt im Längsschnitt abgebildet (Ebene 2). Die dorsal des Pankreas verlaufende V. lienalis wird als Leitstruktur verwendet. Um sie richtig einzustellen, muss der Schallkopf meist noch gering im Gegenuhrzeigersinn weiter gedreht werden.

Meist kann das Pankreas wegen Luftüberlagerung durch Magen und Kolon nicht in allen Abschnitten eingesehen werden. Deshalb empfiehlt es sich, einige Tricks anzuwenden:
- eine für den Patienten tolerable Oberbauchkompression durch den Schallkopf;
- weitere Schallfenster versuchen:
  - für die Darstellung des Pankreaskopfes: rechter Leberlappen mit gefüllter

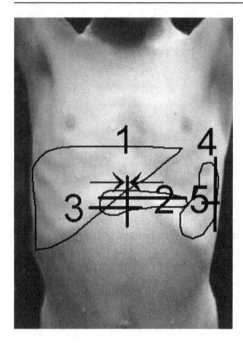

Abb. 11.1. Bildebenen zur Untersuchung des Pankreas. (*Pfeile*: Kipprichtung)
1 Oberbauchlängsschnitt,
2 Pankreaslängsschnitt mit Ductus pancreaticus,
3 Pankreaslängsschnitt mit Ductus choledochus,
4 Pankreasschwanz längs der hinteren Axillarlinie,
5 Pankreasschwanz längs durch die Milz

Gallenblase bzw. Rechtsseitenlage; dabei muss der Schallkopf nach kranial verschoben und dann nach kaudal gekippt werden,

- für das Korpus: durch den linken Leberlappen mit gleichem Schallkopfmanöver, Ebene 3,
- für die Kauda: in der mittleren bis hinteren Axillarlinie links (Schnittebene 4 und 5); der Pankreasschwanz liegt medial von Niere und Milz und ist von dieser Stelle aus sowohl in transversaler wie in longitudinaler Ebene durch die Milz als Schallfenster abbildbar,
- weiterhin kann der Patient leicht aufgesetzt werden bzw. die kleinen Kinder sollen einen „dicken Bauch" machen, damit die tiefer tretende Leber die lufthaltigen Strukturen aus dem Oberbauch nach kaudal drängt.

11.4
Standardebenen zur Fotodokumentation

Pankreas im Oberbauchmedianschnitt (Abb. 11.1, Ebene 1) über der Aorta im Gefäßdreieck von Truncus coeliacus, A. mesenterica superior mit V. mesenterica (s. Abb. 7.4).

Dazu senkrecht (Pankreaslängsachse) mit Abbildung des gesamten Organs vom Kaput bis zur Kauda mit der V. lienalis als Leitstruktur (Abb. 11.1, Ebene 2; Abb. 11.2).

Daneben sind bei entsprechender Fragestellung noch zusätzliche Schnitte mit der Abbildung des Ductus pancreaticus (Wirsungianus) in axialer Organebene (ähnlich Abb. 11.1, Ebene 2; Abb. 11.3). und gesonderter Darstellung des Kaput etwas weiter kaudal der Organlängsachse entlang der V. lienalis mit Ductus choledocus (Abb. 11.1, Ebene 3; Abb. 11.4) empfehlenswert.

Gelingt die Darstellung des Organs nicht mit allen Abschnitten in einer Ebene, so müssen zur Fotodokumentation die alternativen Schallfenster (Ebene 4 und 5) genutzt werden. Vor der mittleren bis hinteren Axillarlinie lässt sich der Pankrasschwanz meist ausreichend durch das „Schallfenster" Milz einsehen. Dies gelingt sowohl in koronarer wie in transversaler Richtung. Die V. lienalis dient wiederum als Leitstruktur.

11.5
Ultraschallanatomie

Das Pankreas liegt retroperitoneal, quer in Bezug auf die Rumpflängsachse und ventral der Wirbelkörper BWK12/L1. Es hat die Form eines flachen, liegenden Fragezeichens mit glatten Außenkonturen (Abb. 11.2). Seine Echostruktur ist fein und homogen und sehr ähnlich der der Leber. Insgesamt ist die Echogenität jedoch variabel: bei einigen Patienten gering echoreicher, bei anderen gering echo-

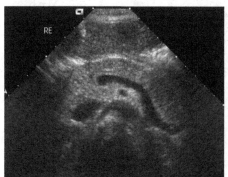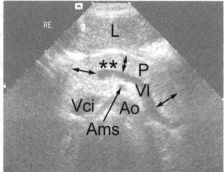

Abb. 11.2. Pankreaslängsschnitt mit Venenconfluens (*Ebene 2*). (*Pfeile*) Messstrecken. ** Ductus pancreaticus, *Ams* A. mesenterica superior , *Ao* Aorta, *L* Leber, *P* Pankreas, *Vci* V. cava inferior

Tabelle 11.1. Größe der drei Pankreasanteile Kaput, Korpus und Kauda in Abhängigkeit vom Lebensalter. Jeweils größte Ausdehnung der Anteile im Oberbauchquerschnitt. Mittelwerte (cm) ± SD Standardabweichung

Alter	Kaput	Korpus	Kauda
Bis 1 Monat	1,0±0,4	0,6±0,2	1,0±0,4
Bis 12 Monate	1,5±0,5	0,8±0,3	1,2±0,4
Bis 5 Jahre	1,7±0,3	1,0±0,2	1,8±0,4
Bis 10 Jahre	1,6±0,4	1,0±0,3	1,8±0,4
Bis 19 Jahre	2,0±0,5	1,1±0,3	2,0±0,4

Aus: Siegel MJ, Martin KW, Worthington JL (1987) Normal and abnormal pancreas in children: US Studies. Radiology 165: 15–18

ärmer als Lebergewebe. Der längs durch das Pankreas ziehende Ductus pancreaticus stellt sich sonographisch als zartes, lineares Doppelecho ungefähr in Parenchymmitte dar (Abb. 11.3). Er muss wegen seines leicht gewundenen Verlaufs abschnittsweise untersucht werden. Der Ductus choledochus zieht von kranial nach kaudal durch das Kaput. Er liegt dabei rechts lateral der V. portae bzw. des Venenconfluens. Das Pankreas hat seinen größten Durchmesser im Kaput, ist im Kor-

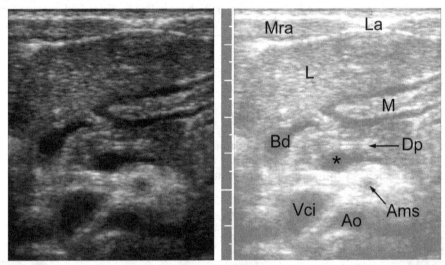

Abb. 11.3. Pankreaslängsschnitt (*Ebene 2*). *Venenconfluens, *Ao* Aorta, *Ams* A. mesenterica superior, *Bd* Bulbus duodeni, *Dp* Ductus pancreaticus, *L* Leber, *La* Linea alba, *M* Magen, *Mra* M. rectus abdominis, *Vci* V. cava inferior

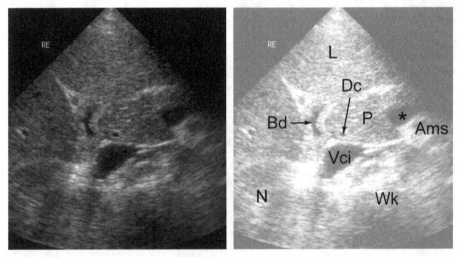

Abb. 11.4. Ductus choledochus im Pankreaskopf (*Ebene 3*). * Venenconfluens, *Ams* A. mesenterica superior, *Bd* Bulbus duodeni, *Dc* Ductus choledochus, *L* Leber, *N* Niere, *P* Pankreas, *Vci* V. cava inferior, *Wk* Wirbelkörper

pus schmaler, während sein Durchmesser in der Kauda wieder zunimmt (Tabelle 11.1). Die Messungen erfolgen im Kaput, Korpus und der Kauda im Axialschnitt des Pankreas (Abb. 11.2).

Wegen seiner zentralen Lage grenzt das Pankreas an viele Organe und Gefäße (Abb. 11.3). Das Kaput wird rechts vom Duodenum umfasst. Dorsal liegen von rechts die V. cava, die Wirbelsäule, die V. mesenterica, die A. mesenterica superior, die Aorta, die linke Niere (Kauda, Abb. 11.5) sowie unmittelbar an der Rückseite der Drüse die V. lienalis. Kranial grenzt das Pankreas mit dem Kaput an die V. portae, den Truncus coeliacus und die A. lienalis, kaudal an das Duodenum bis zur Flexura duodenojejunalis. Ventral sind die angrenzenden Strukturen das Antrum des Magens, das Omentum minus, das Mesokolon bzw. das Colon transversum. Die Kauda kann am oberen Pol der Niere vorbei bis zum Milzhilus reichen (Abb. 11.6).

Dorsal des Korpus-Kaput-Übergangs ist der Confluens aus V. lienalis und der V. mesenterica gelegen, die hier zur V. portae zusammenfließen.

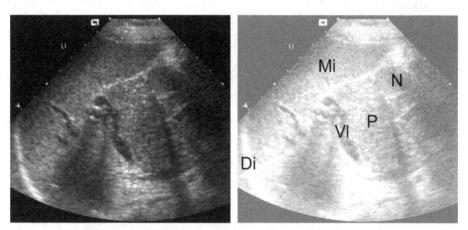

Abb. 11.5. Pankreasschwanz in koronarer Richtung (*Ebene 4*). *Di* Diaphragma, *Mi* Milz, *N* oberer Nierenpol, *P* Pankreas, *Vl* V. lienalis

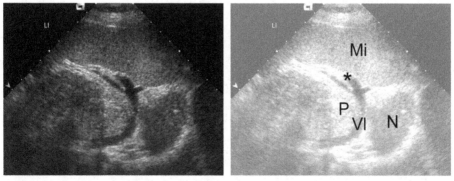

Abb. 11.6. Pankreasschwanz im Transversalschnitt in der mittleren Axillarlinie links. mit der V. lienalis (*Vl*) als Leitstruktur und Milzhilus (*). (*Ebene 5*): *Mi* Milz, *N* oberer Nierenpol, *P* Pankreas

Beurteilungskriterien

- Form (glatt, unregelmäßig, höckrig)
- Größe (Messwerte)
- Echogenität (homogen, angehoben, echoarmer Saum, unregelmäßig)

Artefakte: keine.

Untersuchungsindikationen

- Bauchschmerzen
- Kortisontherapie
- Hypoglykämie, Hyperinsulinismus
- Ikterus
- Mukoviszidose
- Oberbauchtumoren
- Pankreatitis
- stumpfes Bauchtrauma

12
Magen-Darm-Trakt

Der Magen-Darm-Trakt wird wegen der Problematik der Darmgasüberlagerung eher als wenig sonographiefreundlich betrachtet. Mittlerweile hat sich die Magen-Darmtrakt-Sonographie zur wichtigsten bildgebenden Methode der gastroenterologischen Diagnostik entwickelt.

12.1
Technische Voraussetzungen

Es sollte zumindest eine 5 MHz-Sektor-Sonde mit Nahfokussierung (im Bereich von 5 cm) zur Verfügung stehen. Damit können zahlreiche Fragestellungen für das Säuglings-, Klein- und Schulkindalter sonographisch beurteilt werden. Bei größeren, insbesondere adipösen Kindern ist für eine ausreichende diagnostische Aussage eine 3 MHz-Sonde mit entsprechend besserer Eindringtiefe erforderlich. Für die Beurteilung des Mittel- und Unterbauches sind Linearsonden gut, insbesondere für die Beurteilung bauchdeckennaher Prozesse. Bei kleineren Kindern sind sie bei der Beurteilung des Oberbauches wegen des teilweise sehr schmalen Angulus subcostalis für die queren Bildebenen weniger geeignet.

12.2
Untersuchungsvorbereitung

Bei Routinefragestellungen ist zu versuchen, Untersuchungsbedingungen mit möglichst wenig Darmgasüberlagerung herzustellen. Die Kinder sollten also nüchtern sein und nicht schreien. Deswegen müssen sie frühmorgens untersucht werden. Auch bei Säuglingen ist bei geplanten Untersuchungen eine mehrstündige vorherige Nahrungskarenz zu versuchen. Bei nicht notfallmäßigen Untersuchungen sollte der Untersuchungszeitpunkt früh am Tag sein. Bei Säuglingen und Kleinkindern kann während der Untersuchung ggf. eine Flaschenfütterung möglichst mit Tee erfolgen, da dann die Magenwand und die dorsal des Magens liegende Oberbauchregion besser einsehbar sind (Abb. 12.4). Die Fütterung während der Untersuchung hat zugleich den Vorteil, die Speisepassage von der Speiseröhre in den Magen und später ggf. auf einen gastroösophagealen Reflux hin zu beurteilen. Medikamente zum Verringern der Darmgase führen nicht zu einer Verbesserung der Untersuchungsbedingungen. Wenn eine Röntgenkontrastuntersuchung geplant ist, sollte eine ebenfalls geplante Ultraschalluntersuchung immer vorher erfolgen (Bariumkontrastmittel verschlechtern die Untersuchbarkeit des Abdomens drastisch).

12.3
Untersuchungsgang

Das Kind wird in Rückenlage geschallt. Der Untersuchungsgang richtet sich nach der Fragestellung (Reflux, Pylorusstenose, Invagination, Obstipation etc.). Bei nicht organbezogenen Fragestellungen wird im Epigastrium mit der Ösophagusuntersuchung begonnen und von dort aus anschließend das gesamte Abdomen systematisch durch mäanderartiges, ruhiges Verschieben des Schallkopfes bis zum Rektum durchgemustert. Auch wenn keine pathologische Veränderung erkennbar sein sollte, empfiehlt sich ein zweiter Durchlauf in der zweiten Ebene, in dem der Schallkopf um 90° gedreht wird. Bei pathologischen Veränderungen ist dies ohnehin erforderlich.

Um die Darmperistaltik gut beurteilen zu können, sollte das Ultraschallgerät so eingestellt sein, dass eine möglichst hohe Bildaufbaufrequenz erreicht wird. Wenn beispielsweise mehrere Foki in verschiedenen Bildtiefen aktiviert sind, kann daraus eine so niedrige Bildfrequenz resultieren, dass die Darmperistaltik nicht mehr angemessen beurteilbar ist. Es sollte deshalb nur ein Fokus in den interessierenden Bereich gesetzt werden.

Zusätzlich empfiehlt es sich, den Schallkopf nur sehr langsam zu bewegen und öfters ausreichend lange innezuhalten. Hektisches Herumschieben des Schallkopfes auf dem Bauch ist hier nicht sinnvoll und führt zu schlechten Ergebnissen. Die Schallkopfpositionen sind in Abschn. 12.5 aufgeschlüsselt nach den Darmabschnitten beschrieben. Die Ausgangspositionen, aus denen die jeweiligen Darmabschnitte aufgesucht werden, sind in Abb. 12.1 angegeben.

Bei der morphologischen Beurteilung sind die Wanddicke und das Darmlumen mit zu beurteilen. Bei dilatierten, flüssigkeitsgefüllten Darmschlingen weist eine fehlende Peristaltik auf einen paralytischen Ileus, eine deutlich sichtbare bis vermehrte Peristaltik auf einen mechanischen Ileus hin. Darüber hinaus wird nach freier Flüssigkeit und freier Luft gesucht. Kleinere Mengen freier Flüssigkeit sammeln sich gravitationsgemäß an den tiefsten Punkten im Abdomen: bei

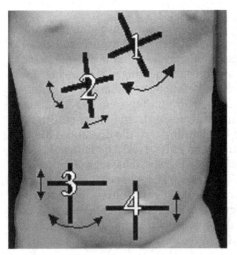

Abb. 12.1. Schema für die Ausgangspositionen des Schallkopfes zum Aufsuchen einzelner Darmabschnitte.
1 Ösophagus, Magen,
2 Pylorus,
3 Zäkum, Kolon descendens, Appendix,
4 Rektum und Sigma

hochgelagertem Oberkörper hinter der Harnblase, gefolgt von der parakolischen Rinne, zwischen den Darmschlingen im Unterbauch und schließlich im Spatium hepatorenale (Morrison-Tasche). Dort zeigt sich – zwischen der rechten Niere und der Leberunterfläche – vorhandene Flüssigkeit als echofreies Areal. Wenn der Oberkörper aufgerichtet wird, fließt die freie Flüssigkeit über die rechte parakolische Rinne in den Raum zwischen Harnblase und Rektum (bei Mädchen der Douglas-Raum, bei Knaben das Spatium rectovesicale). Gekammerte Flüssigkeit kann ggf. um die Darmschlingen herum als sichelförmiges echofreies Areal sichtbar sein.

12.4
Standardebenen zur Fotodokumentation

Die Fotodokumentation des Darmes richtet sich im Wesentlichen nach der Fragestellung und dem meist sehr variationsreichen pathologischen Befund. Bei Normalbefunden sind für folgende Fragestellungen die unten anführten Standardebenen sinnvoll:
- Ösophagus (längs/quer),
- Pylorus (längs/quer),
- Magen (repräsentative transverse Bildübersicht des Magens),
- Darm (über das Abdomen),
- Rektum (längs/quer).

12.5
Ultraschallanatomie

12.5.1
Ösophagus

Die Speiseröhre ist sonographisch in der Regel lediglich im Bereich der Einmündung in die Kardia beurteilbar. Zur Längsdarstellung des Ösophagus wird der Schallkopf längs der Sternallinie aufgesetzt und unterhalb der Leber seine tubuläre Doppelstruktur aufgesucht. Die Bildebene ist ähnlich der zur Einstellung der Aorta (Abb. 12.2a, 7.4, 7.5). Meist muss der Schallkopf für die Optimierung der Längsabbildung etwas gegen den Uhrzeigersinn gedreht werden. Bei Nahrungs- und Flüssigkeitsgabe während der Untersuchung kann der Durchtritt durch den Ösophagus in den Magen direkt beobachtet werden: Die durchtretende Nahrung ist in Form von Echos hoher Echogenität zwischen der echoärmeren Ösophagusvorder- und Hinterwand zu sehen. Bereits geschluckter Speichel ist so gut sichtbar. Es reicht bereits aus, das Kind aufzufordern, seinen Speichel herunterzuschlucken. Kurz darauf kann dann die Passage gesehen werden (Abb. 12.2b).

Ein vergleichbares Bild erzeugt der gastroösophageale Reflux, bei dem die Echos in umgekehrter Reihenfolge laufen. Dabei öffnet sich der Hiatus und der Mageninhalt steigt schwallartig an. Im Subkostalschnitt zeigt der Ösophagus eine ringförmige Struktur mit echoreichen Strukturen im Zentrum (Abb. 12.3).

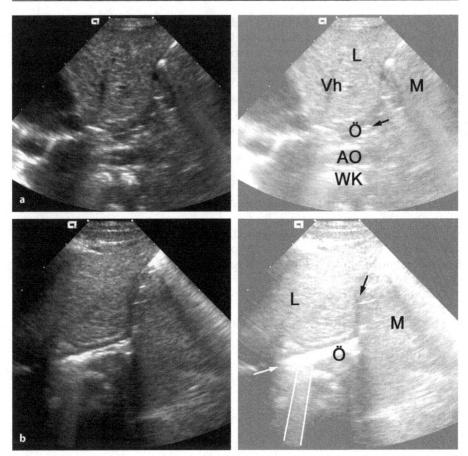

Abb. 12.2. a Abdomenlängsschnitt in der Sternallinie zur Längsdarstellung des Ösophagus (*Ö*), *AO* Aorta, *L* Leber, *M* Magen, *VCI* V. cava inferior, *Vh* linker Ast der V. hepatica, *WK* Wirbelkörper **b** Abdomenlängsschnitt in der Sternallinie mit Darstellung des Durchtrittes von Flüssigkeit durch den Ösophagus in den Magen (*weißer Pfeil).*, *L* Leber, *Ö* Ösophagus, *schwarzer Pfeil* Magenwand, weiße Linien markieren Resonanzartefakte

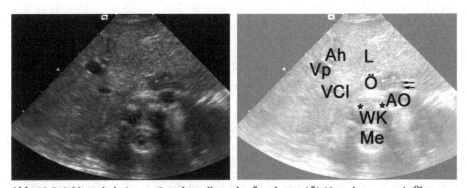

Abb. 12.3. Subkostalschnitt zur Querdarstellung des Ösophagus (*Ö*), Neugeborenes, mit Übergang in die Kardia (*Pfeile).*, *AO* Aorta, *Ah* A. hepatica, *L* Leber, *Me* Wirbelkanal mit Rückenmark, *Vp* Portader, *Vci* V. cava inferior, *Sterne* Knochenkerne im Wirbelkörper

12.5.2
Magen

Zur Durchmusterung des Magens wird der Schallkopf anschließend vom Ösophagus aus über die Magenregion in der Sagittalebene parallel verschoben.

Die Magenwand (Abb. 12.4), die Darmwand und ggf. auch der Ösophagus zeigen sonographisch eine Gliederung von echogenen und echoarmen Schichten. Mit gut auflösenden Schallgeräten und bei guten Untersuchungsbedingungen sind insgesamt 5 Schichten differenzierbar.

- die innere Grenzfläche mit hoher Echogenität,
- die Mukosa mit niedriger Echogenität,
- die Submukosa mit hoher Echogenität,
- die Muskularis mit niedriger Echogenität,
- die äußere Grenzschicht mit hoher Echogenität.

Diese Schichtung ist an der schallkopffernen Wand besser zu erkennen. Ggf. können aber nur 3 Schichten (echogen – echoarm – echogen) abgegrenzt werden, wobei die echogenen Schichten ebenfalls Grenzflächen entsprechen und nicht eigentlichen anatomischen Strukturen zuzuordnen sind.

Die Magenwand besitzt eine Wandstärke von 2 bis 3 mm. Der sonograhische Gesamteindruck des Magens und seiner Füllung ist in Abhängigkeit von Füllungszustand und Art der Füllung sehr variabel. Flüssigkeiten wie Tee sind echoarm (Abb. 12.4, 12.5), Milch und feste Nahrung sind echogen (Abb. 12.6) und haben häufig in Abhängigkeit von der Speisezusammensetzung eine wechselnd homogene Schalltextur. Zusätzlich ist die wellenförmige Magenperistaltik bei entsprechend langer Untersuchungsdauer sichtbar (Abb. 12.9). Im Bereich des Antrum ist dabei sehr gut die Magen-Darm-Passage der Nahrung zu beobachten

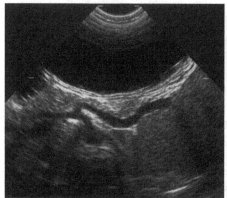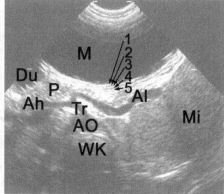

Abb. 12.4. Abdomenquerschnitt durch den flüssigkeitsgefüllten Magen, der deshalb völlig echofrei ist. Die 5 Schichten der Magenhinterwand sind sehr deutlich zu erkennen (*Pfeile, Ziffern*: s. Abschn.12.5.2). Wegen der Flüssigkeitsfüllung ist der Magen gleichzeitig wie eine innere Wasservorlaufstrecke, die einen hervorragenden Einblick in die Oberbauchanatomie gewährt. Es ist der gesamte Verlauf der A. lienalis vom Abgang aus dem Truncus coeliacus bis zur Milz sichtbar. *AO* Aorta, *Ah* A. hepatica, *Al* A. lienalis, *M* Magen, *Mi* Milz, *P* Pankreas, *Tr* Truncus coeliacus

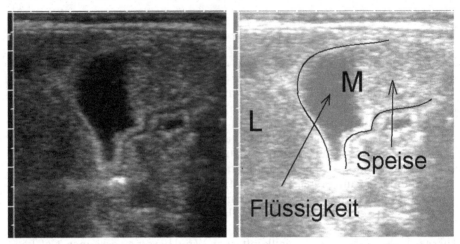

Abb. 12.5. Abdomenquerschnitt durch das Antrum des Magens (*M*), der mit Flüssigkeit und Speise gefüllt ist. Die nicht sehr deutliche Schichtung der Magenwand ist hier im Bereich der Vorderwand erkennbar, da die Hinterwand entweder nicht quer getroffen wird oder aber Speise davorliegt. *L* Leber

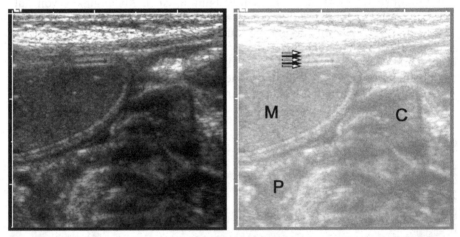

Abb. 12.6. Abdomenquerschnitt durch die große Kurvatur des speisegefüllten Magens. *M* Magen, *C* linker Kolonflexus, *P* Pankreas, *Pfeile* Schichtung der Magenwand

(Abb. 12.9). Die Luftmengen im Magen erzeugen starke echogene Grenzflächen mit Reverberationsartefakten. Bei größeren Luftmengen ist die Magenregion dorsal nicht ausreichend zu beurteilen. Dieses Problem kann durch Umlagern auf die rechte Seite verringert werden, weil dann die Flüssigkeit in die zu beurteilende Region (Antrum) fließt und die Luft verdrängt. Bei gezielten Fragestellungen kann es sinnvoll und erforderlich sein, den Magen mit Flüssigkeit zu füllen.

12.5.3
Pylorus

Der Pylorus liegt an der Leberunterfläche paramedian rechts ventral der Pfortader und regelmäßig an der Unterseite der Gallenblase. Der Schallkopf wird wie zur Darstellung von Abdomenlängsschnitten auf die Medioklavikularlinie aufgesetzt. Der Pylorus ist hier in Form einer Kokarde zu sehen (Abb. 12.7). Die Schalltextur seiner glatten Muskulatur ist homogen und echoarm. Die innere Grenzschicht der Kokarde hat eine hohe Echogenität. Im Längsschnitt zeigt sich der Pyloruskanal als eine tubuläre Doppelstruktur (Abb. 12.8). Messwerte für einen Durchmesser oberhalb 12 mm, und eine Länge vom mehr als 18 mm werden bei der hypertrophen Pylorusstenose erreicht. Die Korrelation zwischen der gemessenen Hypertrophie und dem Ausmaß des klinischen Bildes einer Pylorushypertrophie ist allerdings nicht zwingend.

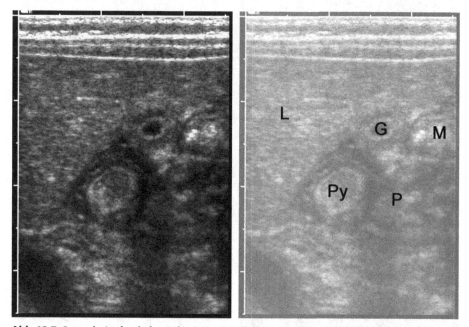

Abb. 12.7. Querschnitt durch den Pylorus *Py, G* Gallenblase, *L* Leber, *M* Magen, *P* Pankreas

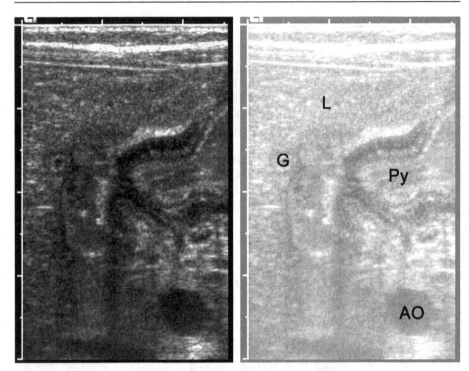

Abb. 12.8. Längsschnitt durch den Pylorus *Py*, *AO* Aorta, *G* Gallenblase, *L* Leber

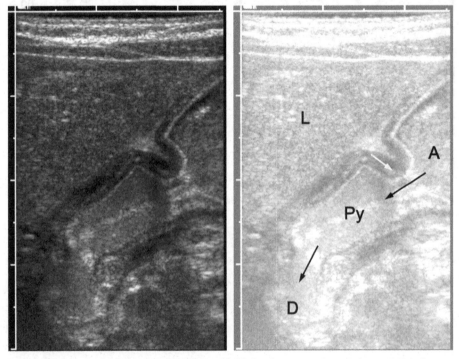

Abb. 12.9. Passage des Speisebreis (*schwarze Pfeile*) durch Antrum *A*, *Py* Pylorus, *D* Duodenum, *L* Leber, *weißer Pfeil* peristaltische Welle

12.5.4
Darm

Duodenum, Jejunum, Ileum, Ileozäkalklappe, Kolon

Duodenum, Jejunum, Ileum und Kolon sind hinsichtlich ihrer sonographischen Untersuchbarkeit sehr variabel. Nicht selten lässt eine starke Darmgasüberlagerung kaum eine Beurteilung zu. Andererseits können unter sehr guten Schallbedingungen und mit qualitativ hochwertigen Schallgeräten einzelne Darmabschnitte erstaunlich detailliert sichtbar sein. Dieses ist beim nüchternen Patienten oder im Rahmen einer purgierenden Maßnahme leichter möglich. Nicht selten ist aber allenfalls die dem Schallkopf zugewandte Darmwand sichtbar, da der sich echogen darstellende Darminhalt eine Abbildung der darunter gelegenen Strukturen nicht mehr zulässt.

Der Untersucher sollte sich bei der Sonographie des Magen-Darm-Traktes fragen, ob die Darstellbarkeit für die Fragestellung ausreichend war oder ob weitere Bildgebung nötig ist.

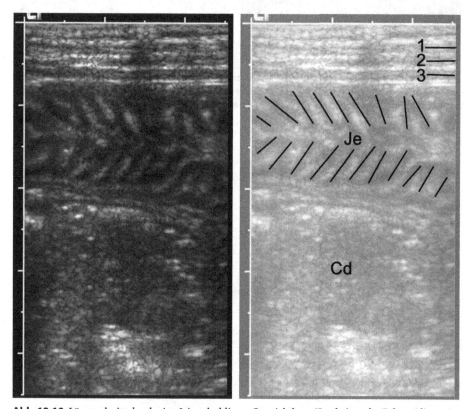

Abb. 12.10. Längsschnitt durch eine Jejunalschlinge. Gut sichtbare Kerckringsche Falten, Plicae circulares (*schwarze Linien*). Vom mit Chymus gefüllten Colon descendens (*Cd*) ist nur die Vorderwand abgebildet. *1* M. obliquus externus, *2* M. obliquus internus, *3* M. transversus

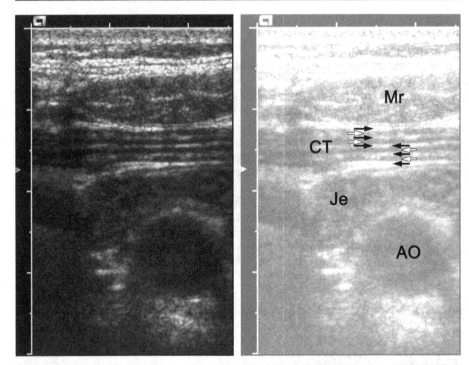

Abb. 12.11. Oberbauchquerschnitt zur Darstellung des geleerten Colon transversums (*Ct*, 13jähriges Mädchen); die Vorderwand mit ihrer chrakteristischen Schichtung (*Pfeile nach rechts*) und die Hinterwand (*Pfeile nach links*) liegen direkt aneinander. Dorsal zeigt sich eineschräg angeschnittene Jejunalschlinge (*Je*)

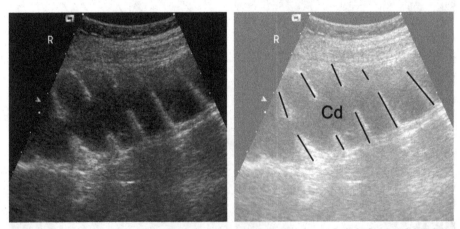

Abb. 12.12. Längsschnitt durch das mit Flüssigkeit gefüllte Colon descendens (*Cd*), es sind die Plicae semilunares (*schwarze Striche*) gut erkennbar

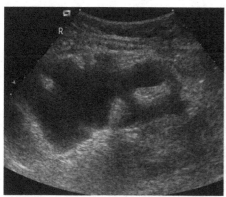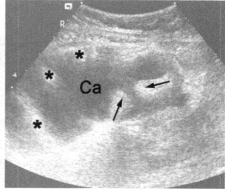

Abb. 12.13. Darstellung der Valva ileocoecalis. *schwarze Pfeile* Bauhin-Klappe, *Ca* Colon ascendens, *schwarze Sterne* Plicae semilunares

So können im Dünndarmbereich die Plicae circulares (Kerckring-Falten) erkennbar sein (Abb. 12.10), häufig sind diese aber nicht in ihrer charakteristischen Anordnung so deutlich zu erkennen, sondern erzeugen im Darmlumen ein eher unregelmäßiges Muster (Abb. 12.11). Das Kolon stellt sich je nach Füllung unterschiedlich dar. Im Regelfall ist es wegen seiner Füllung mit Chymus nur an der Vorderwand zu beurteilen (Abb. 12.10). Wenn es leer ist, kann zusätzlich die Hinterwand eingesehen werden (Abb. 12.11). Wenn es mit Flüssigkeit gefüllt ist, sind seine Plicae semilunares zu erkennen (Abb. 12.12). Bei günstigen Untersuchungsbedingungen kann auch die Bauhinsche Klappe eingesehen werden. Die Klappe ist im Schallbild in Form von zwei flottierenden echogenen Linien, die in das Colon ascendens hineinragen, zu erkennen (Abb. 12.13).

Appendix

Die Appendix (Abb. 12.14, 12.15) lässt sich mit geeigneter Technik recht gut darstellen. Dazu wird der Linearschallkopf auf den rechten Unterbauch aufgesetzt. Mit dosierter Kompression wird mithilfe des Schallkopfes evtl. vorgelagerte Luft zur Seite verdrängt. Darüber hinaus gibt das Kind im Falle einer Appendizitis Schmerzen
an, wenn die Appendix unter dem Schallkopf direkt lokalisiert ist. Insbesondere bei retrozäkaler Lage kann sich die Appendix dem sonographischen Nachweis entziehen. Die Appendix ist in ihrer Lage variabel und kann, neben der typischen Lage unter dem McBurney-Punkt, sowohl dorsal der Leber im Oberbauch als auch im kleinen Becken lokalisiert sein. Im Ultraschallbild zeigt die normale Appendix eine blind endende tubuläre Struktur von maximal 6 mm Durchmesser, eine Wanddicke von 1–2 mm und einer mittleren Länge von 9 cm. Sie weist keine Peristaltik auf. Im Querschnitt hat die Appendix das Bild einer Kokarde.

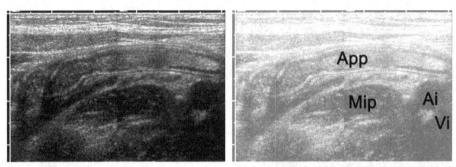

Abb. 12.14. Längsschnitt durch den Appendix *App*, Querschnitt durch den rechten Unterbauch, *Ai* A. iliaca, *Mip* M. iliopsoas, *Vi* V. iliaca

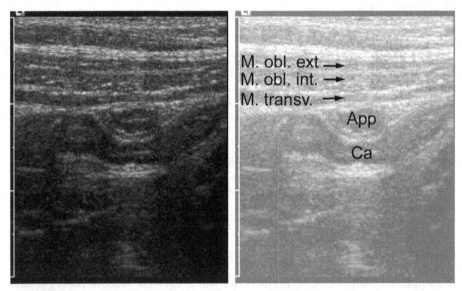

Abb. 12.15. Querschnitt durch den Appendix *App*, *Ca* Colon ascendens, *.M. obl. ext.* M. obliquus externus, *M. obl. int.* M. obliquus internus, *M. transv.* M. transversus

Rektum

Das Rektum ist dorsal der gefüllten Harnblase zumindest im Vorderwandbereich gut beurteilbar. (Abb. 12.16). Wenn es leer ist, ist es im Querschnitt ringförmig zu erkennen (Abb. 12.17). Wenn es stuhlgefüllt ist, erzeugt die in ihm enthaltene Luft eine echogene Sichel. Die Rektumanteile dorsal dieser Sichel sind dann sonographisch nicht beurteilbar. Der Füllungszustand der Ampulla recti und die Konsistenz des Stuhles sind gut zu erkennen. Bei Obstipation imprimiert das stuhlgefüllte Rektum die Blase (Abb. 12.18).

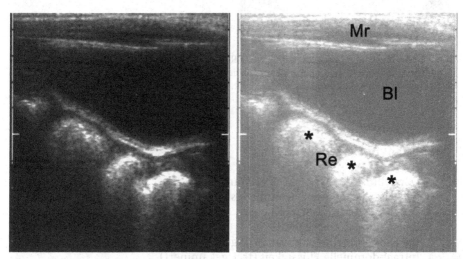

Abb. 12.16. Längsschnitt durch die Harnblase (*Bl*) und das stuhlgefüllte Rektum (*Re*). Es sind die haustrierte Rektumvorderwand (*schwarzer Pfeil*) und der geformte Stuhl als echogene Sicheln mit Reverberationsartefakten deutlich erkennbar

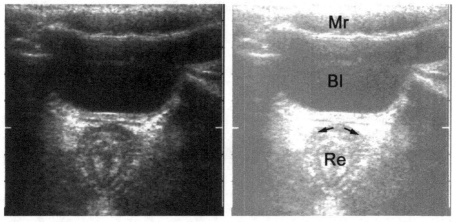

Abb. 12.17. Querschnitt durch die Harnblase (*Bl*) und das leere Rektum (*Re*), das sich komplett ringförmig abbilden lässt. *Mr* M. rectus abdominis, *Pfeile* puborektaler Teil des M. levator ani

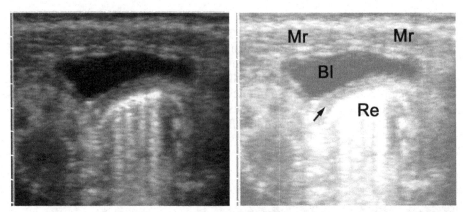

Abb. 12.18. Querschnitt durch das stuhlgefüllte Rektum (*Re*), das die Blase (*Bl*) asymmetrisch verformt. Die Stuhlsäule erzeugt eine echogene Sichel mit Reverberationsartefakten, so dass sich nur die Rektumvorderwand (*schwarzer Pfeil*) darstellt. *Mr* M. rectus abdominis

Beurteilungskriterien

- Darstellung der Magen-Darm-Wand
- Differenzierung des Darminhaltes
- Durchmesser des Darmlumens
- Beurteilung der Peristaltik
- Intraabdominelle Raumforderungen
- Intraabdominelle Flüssigkeit (frei, gekammert)
- Intraabdominelle Luft
- Topographisch-anatomische Beziehungen des pathologischen Befundes zu benachbarten Strukturen
- Verformung und Verschiebbarkeit eines pathologischen Befundes durch wechselnden Schallkopfauflagedruck

Untersuchungsindikationen

- Akutes Abdomen
- Analatresie
- Bauchschmerzen
- Erbrechen
- Gedeihstörungen
- Ileus
- Pylorushypertrophie
- Unklares Fieber
- Abdominelle Raumforderung

13
Niere

13.1
Technische Voraussetzungen

Die Harnwegssonographie erfolgt bevorzugt mit 5 MHz Sektorschallköpfen. Sie ist aber auch mit Curved-array- und Linearschallköpfen durchführbar. Sektorschallköpfe sind vor allem dann einzusetzen, wenn die Nieren von den oft recht kurzen Linearschallköpfen nicht vollständig abgebildet und dokumentiert werden können. Bei Neu- und Frühgeborenen sind höhere Schallfrequenzen sinnvoll.

13.2
Untersuchungsvorbereitung

Eine wichtige Voraussetzung ist eine gute Hydrierung. Es sollte deshalb für eine angemessene Flüssigkeitszufuhr 30 min vor der geplanten Untersuchung gesorgt werden.

Nur so ist gewährleistet, dass
- die Nieren sich in ausreichender Diurese befinden und somit auch leichtere Formen von Harnabflussbehinderungen diagnostizierbar sind und
- die Blase für eine angemessene Beurteilung der Strukturen des kleinen Beckens ausreichend gefüllt ist.

Eine weitere Vorbereitung ist nicht erforderlich. Es ist in der Regel möglich, auch schwer verletzte oder frisch operierte Patienten zu untersuchen. Lediglich bei stark adipösen Patienten kann die sonographische Beurteilbarkeit stark eingeschränkt sein, da das vorgelagerte Fettgewebe viel Schallenergie absorbiert und zu flaue Schallbilder bewirkt. Hier führt der Einsatz des „harmonic imaging" zu einer eindrucksvollen Verbesserung der Bildqualität. Dieses wird jedoch mit einer eingeschränkten Eindringtiefe von maximal 16 cm erkauft (zur Technik s. Abschn. 13.1). Sonst sind Ultraschallköpfe mit niedrigerer Schallfrequenz und mit entsprechend schlechterer Bildqualität erforderlich.

13.3
Untersuchungsgang

Die Untersuchung beginnt in Rückenlage. Da Kleinkinder und Säuglinge mit gut gefüllter Blase nach dem Öffnen der Windel meist bald miktionieren, sollten als erstes die Harnblase und das kleine Becken beurteilt werden. Dazu wird der

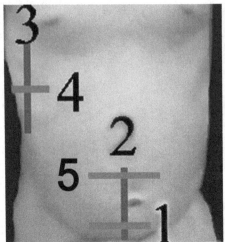 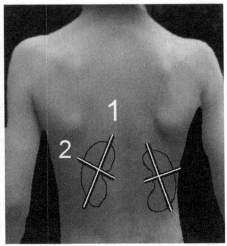

Abb. 13.1. Schema für die Schallkopfposition zur Untersuchung der Harnblase und Niere von ventral.
1 Querschnitt durch die Harnblase,
2 Längsschnitt durch die Harnblase,
3 Flankenlängsschnitt durch die rechte Niere,
4 Flankenquerschnitt durch die rechte Niere,
5 Querschnitt zum Nachweis einer Hufeisenniere

Abb. 13.2. Schema für die Schallkopfposition für die Nierendarstellung von dorsal.
1 Längsschnitt,
2 Querschnitt

Schallkopf oberhalb der Symphyse aufgesetzt (Abb. 13.1) und die Blase quer wie längs durch entsprechendes Kippen durchgemustert. Unmittelbar danach werden bei möglichst noch gefüllter Blase im Flankenschnitt die Nieren auf Erweiterungen von Nierenbecken und Harnleiter untersucht. Für die Längsdarstellung der rechten Niere wird dazu der Schallkopf von der Seite zwischen vorderer und mittlerer Axillarlinie aufgesetzt (Abb. 13.1). Für die Abbildung der linken Niere wird der Schallkopf auf die hintere Axillarlinie streng parallel zur Unterlage aufgesetzt (Abb. 13.3, 13.4). Im Flankenschnitt ist eine gute erste Übersicht über die Nierenanatomie zu erhalten. Dazu muss dann der Schallkopf zur Darstellung der Niere im größten bipolaren Durchmesser durch leichtes Kippen und Drehen justiert werden.

Erforderlichenfalls kann durch Erhöhung des Drucks auf die Blase (Bauchpresse, direktes Drücken auf die Blase, Miktion) geprüft werden, ob sich hierbei die Nierenbecken beispielsweise wegen eines Refluxes erweitern. Auf keinen Fall darf versäumt werden, den Mittelbauch in Nabelhöhe im Querschnitt zu untersuchen (Ebene 5 in Abb. 13.1). Im Falle einer Hufeisenniere findet sich hier die Parenchymbrücke. Die Diagnose einer Hufeisenniere kann bei Verzicht auf diese Bildebene leicht verpasst werden.

Anschließend wird der Patient in Bauchlage gedreht und der Schallkopf wird paravertebral in Höhe der unteren Thoraxapertur aufgesetzt. Entsprechend der nach kaudal divergierenden Nierenlängsachse wird auch der Schallkopf dabei kaudal etwas nach außen gedreht (Abb. 13.2). Die Schallkopfposition für die Querachse ist senkrecht zur Längsachse.

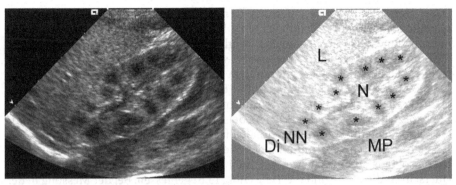

Abb. 13.3. Flankenlängsschnitt durch rechte Niere. *Di* Zwerchfell, *L* Leber, *MP* M. psoas, *N* Niere, *NN* Nebenniere, *Sterne*: Markpyramiden

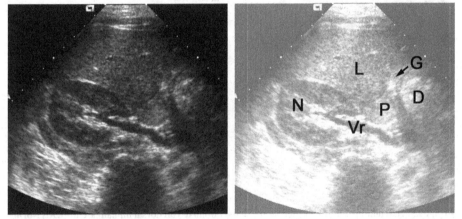

Abb. 13.4. Querschnitt durch die rechte Niere von ventral. *N* Niere, *D* Duodenum, *G* Gallenblasenhals, *L* Leber, *P* Pankreas, *Vr* V. renalis dextra

Es werden von dorsal die Nieren längs und quer sonographisch systematisch durchgemustert, damit alle Nierenabschnitte gesehen werden. Dazu wird der Schallkopf kontinuierlich in der Längsdarstellung von der Wirbelsäule in Richtung Körperflanke und in der Querdarstellung von den Rippen in Richtung Beckenkamm über die Nierenregion verschoben (nicht gekippt). Wenn sich die Weite des Nierenbeckens während der Untersuchung sprunghaft ändert, ist dies ein starker Hinweis auf das Vorliegen eines vesikorenalen Refluxes. Anschließend soll der Patient die Blase entleeren und erhält eine erneute Blasensonographie. Es wird geprüft, ob der Patient die Blase vollständig entleeren kann oder ob ein Restharn vorliegt. Im Falle eines bestehenden Restharns wird die Blase vermessen und der Restharn in Millilitern rechnerisch angegeben. Dies geschieht nach der vereinfachten Ellipsoidformel:

Blasenvolumen (cm³)=Länge (cm) × Breite (cm) × Tiefe (cm) × 0,5

Dabei werden alle Werte auf ganze Zentimeter aufgerundet. Dies erlaubt das schnelle Errechnen des Volumens ohne Rechnerhilfe. Der erhaltene Wert ergibt nur eine ungefähre Größenangabe. Vergleichende Bestimmungen bei Patients, die ohnehin anschließend katheterisiert werden mussten, haben gezeigt, dass der rechnerisch ermittelte Wert gut mit dem gemessenen Volumen übereinstimmt.

Wenn ein Nierenbecken bei gefüllter Blase erweitert war, ist zu kontrollieren, ob die Erweiterung bei leerer Blase abgenommen hat.

In speziellen Fragestellungen, wie beispielsweise bei Patients mit Spina bifida, kann es wichtig sein, die maximale Blasenkapazität zu bestimmen.

Die rechnerische Bestimmung des Nierenvolumens ist immer Bestandteil der Nierensonographie. Dazu werden im Längsschnitt die Länge (Abb. 13.5), im Querschnitt die Breite und die Tiefe (Abb. 13.6) gemessen. Bei der Messung in der

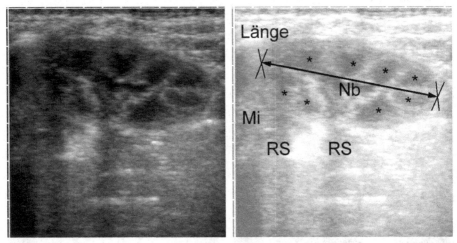

Abb. 13.5. Darstellung der linken Niere eines Neugeborenen von dorsal im Längsschnitt. Als Normvariante besteht eine geringe Aufweitung des Nierenbeckens (*Nb*), *N* Niere, *Mi* Milz, *Rs* Rippenschatten, *Sterne* Markpyramiden

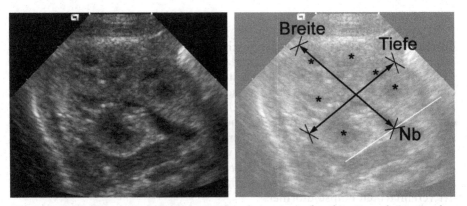

Abb. 13.6. Darstellung der linken Niere eines Neugeborenen von dorsal im Querschnitt mit echoarmen Markpyramiden *, *Nb* Nierenbecken

Längsdarstellung muss die Niere so eingestellt werden, dass die Länge den *maximalen* Wert aufweist. Dagegen wird zur Messung im Querschnitt die Niere im Hilus senkrecht zur Längsebene so eingestellt, dass Breite und Tiefe die *minimalen* Werte aufweisen. Bei nicht korrektem Querschitt (im Sinne eines Schrägschnittes) sind die Messwerte fälschlich erhöht. (Der Fleischer erzeugt durch schräges Schneiden einer Salami größere Scheiben).

Nierenvolumen (cm³)=Länge (cm) × Breite (cm) × Tiefe (cm) × 0,523.

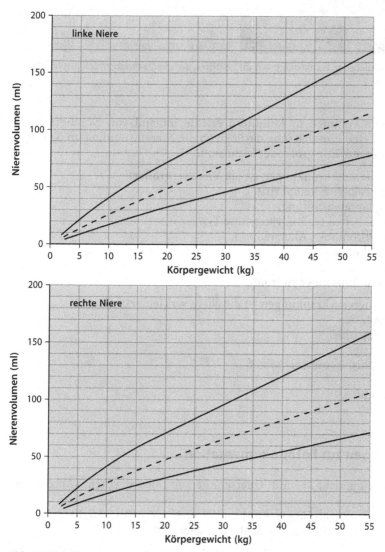

Abb. 13.7a,b. Nomogramme der Volumina für die linke und rechte Niere. (Nach Dinkel E, Ertel M, Dittrich M et al. (1985) Kidney size in childhood: Sonographical growth charts for kidney size and length and volume. Pediatr Radiol 15:38–43)

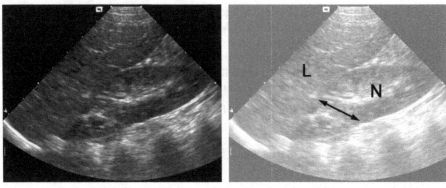

Abb. 13.8. Doppelniere im Flankenlängsschnitt. *N* Niere, *L* Leber, *schwarzer Doppelpfeil* Parenchymbrücke

Das erhaltene Volumen in Millilitern erlaubt anhand von Nomogrammen (Abb.13.7, 13.8) eine Einschätzung darüber, ob die Nierenvolumina im Normbereich liegen oder auffällig groß oder klein sind.

Bei folgenden Nierenerkrankungen ist die Niere **vergrößert:**
- Akute Glomerulo-/Pyelonephritis,
- akute Transplantatabstoßung,
- Speicherkrankheiten (z. B. Glykogenose Typ I),
- Nierenvenenthrombose, Akutstadium,
- Systemerkrankungen,
- Einzelniere,
- hämolytisch urämisches Syndrom.

Bei folgenden Nierenerkrankungen ist die Niere **verkleinert:**
- Nierenhypoplasie,
- Refluxnephropathie,
- Nierendysplasie,
- Nierenvenenthrombose, im Verlauf,
- Nephritis,
- Nephronophthise.

13.4
Standardebenen zur Fotodokumentation

- Harnblase, Längsschnitt und Querschnitt mit Messstrecken (Abb. 13.10, 13.11),
- linke Niere von dorsal, Längsschnitt und Querschnitt (Abb. 13.5, 13.6),
- rechte Niere von dorsal, Längsschnitt und Querschnitt.

Wenn die Untersuchungsbedingungen keine Untersuchung in Bauchlage zulassen, werden Nieren in Bauchlage von der Flanke aus Längsschnitt und Querschnitt dokumentiert.

13.5
Ultraschallanatomie

13.5.1
Nieren

Die Nieren werden links und rechts der Wirbelsäule durch den Verlauf des M. psoas geführt und liegen auf dem M. quadratus lumborum. Sie sind deshalb mit ihrer Längsachse um 10–20° nach lateral gekippt. Die kaudalen Nierenpole liegen etwas weiter auseinander als die kranialen Pole. Diese Kippung führt dazu, dass im Flankenschnitt der kaudale Nierenpol näher am Schallkopf liegt (Abb. 13.3). Wenn ihre kaudalen Pole näher beieinander liegen als die kranialen, ist dies ein sonographischer Hinweis auf eine Hufeisenniere. Die kaudalen Nierenpole liegen zusätzlich auch weiter ventral als die kranialen Pole (Abb. 13.5.).

Die linke Niere liegt etwas höher als die rechte Niere und wird im Bereich des oberen Nierenpols dorsal von der 11. und 12. Rippe bedeckt. Die rechte Niere dagegen wird lediglich von der 12. Rippe bedeckt. Zusätzlich liegt auch der posteriore Teil des Recessus phrenicocostalis über dem oberen Nierenpol und kann mit den Reverberationsartefakten der lufthaltigen Lunge ggf. eine ausreichende Beurteilung der oberen Nierenabschnitte verhindern. Da die Nieren gut atemverschieblich sind und bei der Aufrichtung mit dem Oberkörper tiefer treten, ist es in der Regel aber trotzdem möglich, auch diese Nierenregion sonographisch zu inspizieren. Andernfalls ist der kraniale Nierenpol von der Flanke zu beurteilen. Umgekehrt ist vom Flankenschnitt aus der untere Nierenpol wegen Darmüberlagerung schlechter zu beurteilen. In diesen Fällen müssen beide Zugangsmöglichkeiten für die Bewertung kombiniert verwendet werden.

Bei der Untersuchung im Längsschnitt haben die Nieren die Form eines Ellipsoids. Das Parenchym muss gut in Rinde und Mark differenzierbar sein. Die Nierenrinde besitzt eine feine homogene Schalltextur mittlerer bis niedriger Echogenität. Diese ist im direkten Vergleich echoärmer als das benachbarte Leber- bzw. Milzparenchym. Lediglich bei einem großen Anteil der Neugeborenen und jungen Säuglingen kann die Nierenrinde eine erhöhte Echogenität haben. Das Nierenmark (Pyramiden) ist etwas echoärmer. Eine weitere Besonderheit der Neugeborenenniere ist, daß die Markpyramiden eine sehr niedrige Echogenität besitzen (Abb. 13.5, 13.6). Sie sind im Vergleich zu den Nieren älterer Kinder sehr groß. Dies führt zu der fetalen Lappung der Niere (renkuläre Zeichnung). Teilweise sind die Markpyramiden sogar echofrei und können von Unerfahrenen mit Nierenzysten verwechselt werden. Aufgrund der charakteristischen Anordnung und der gleichzeitig normalen Nierengröße ist aber eine eindeutige Unterscheidung von Zysten oder Stauungsnieren sicher möglich.

Eine weitere Normvariante ist mit einer Häufigkeit von 1% die Doppelniere. Hier erzeugt in der Längsschnittdarstellung eine Parenchymbrücke eine Zweiteilung des echogenen Nierenbeckens (Abb. 13.8).

Immer wenn dieses sehr harmonisch wirkende architektonische Bild von Markpyramiden und Kortex sonographisch nicht erkennbar ist, besteht weiterer Abklärungsbedarf (z. B. auf eine renale Dysplasie).

Die zentralen Strukturen der Niere sind im Vergleich zum Nierenparenchym echoreich. Sie werden von den anatomischen Strukturen des Sinus renalis, die ei-

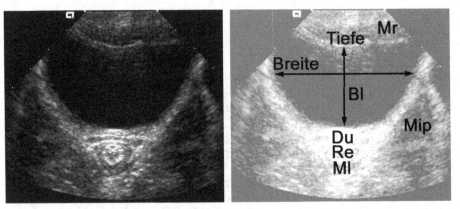

Abb. 13.9. Querschnitt durch die Blase (*Bl*). *Du* Diaphragma urogenitale, *Mip* M. iliopsoas, *Ml* M. levator ani, *Mr* M. rectus, *Re* Rektum

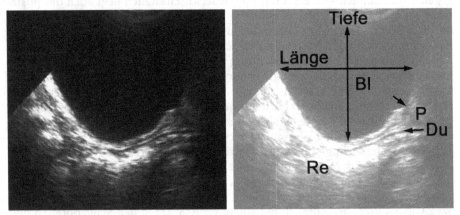

Abb. 13.10. Längsschnitt durch die Harnblase mit Darstellung der Prostata und Einmündungsstelle der Urethra. *Pfeil*, *,Bl* Harnblase, *P* Prostata, *Du* Diaphragma urogenitale, *Re* Rektum

nen hohen Bindegewebsanteil aufweisen, gebildet: Gefäße, Nierenbeckenwand und mit fortschreitendem Alter zunehmend ausgebildetes intrarenales Fettgewebe. Aus diesem Grunde nehmen die Größe und die Echogenität des Zentralkomplexes im Laufe des Älterwerdens zu.

Nicht selten ist, insbesondere bei gut hydrierten Kindern, das Lumen des Nierenbeckens als ein schmaler echofreier Mittelechospalt zu sehen (Abb. 13.5, 13.6). Wenn die Weite des Mittelechospalts weniger als 10 mm beträgt, keine sonographischen Zeichen auf erweiterte Kelchgruppen vorliegen und die ableitenden Harnwege nicht erweitert sind, darf ein solch solitärer Befund als Normvariante ampulläres Nierenbecken eingestuft werden.

Im Querschnitt durch den Hilus umschließt das Nierenparenchym hufeisenförmig den Pyelonkomplex (Abb. 13.6). Auch hier kann das Nierenbecken ein meist feines echofreies Lumen besitzen. Dieses echofreie Areal kann nicht nur intrarenal liegen, sondern auch einen extrarenalen Anteil haben. Oft sind auch die A. und V. renalis zu erkennen, die direkt in das Parenchym der Niere ziehen (Abb. 13.4). Die Differenzierung der Gefäßstrukturen ist mittlerweile durch die Farbdopplersonographie einfach möglich.

13.5.2
Harnblase und Ureter

Die Harnblase ist in Abhängigkeit zum Füllungszustand sehr formvariabel. Sie besitzt im Querschnitt eine runde bis ovaläre Form (Abb. 13.9). Im Längsschnitt ist die Blasenform ebenfalls ovalär bis elliptisch (Abb. 13.10). Wenn die Blase nicht prall gefüllt ist, läuft sie häufig zum Apex der Blase spitz zu. Bei guten Untersuchungsverhältnissen und mit hochauflösenden Geräten kann der Urachus zumindest beim Neugeborenen als tubuläre Struktur, die vom Blasenapex zum Nabel zieht, dargestellt werden (Abb. 13.11). Asymmetrische Blasenformen sind

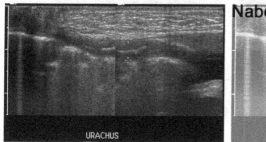
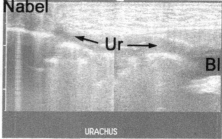

Abb. 13.11. Urachuslängsschnitt. *Ur* Urachus, *Bl* Blase

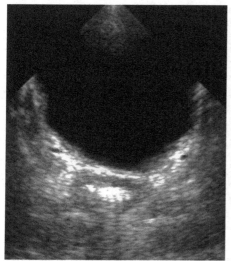
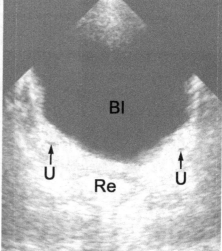

Abb. 13.12. Querschnitt durch Blase mit Darstellung der Ureteren *(U)*, *Bl* Blase, *Re* Rektum

häufig, das weibliche innere Genitale (Abb. 13.17), ein stuhlgefülltes Rektum
(Abb. 12.18), und Darmschlingen können die Blase beträchtlich verformen.

Die normale Blasenwand besitzt eine maximale Dicke von 3,6 mm. Die Textur
ist homogen, fein und von mittlerer Echogenität. Die Wandstärke darf nur bei gut

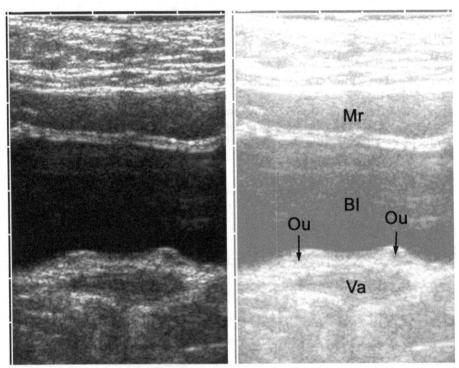

Abb. 13.13. Querschnitt durch die Harnblase mit Darstellung der Ostia ureteris, die mit der dazwischen
gelegenen Plica interureterica die Basis des Trigonum vesicae bildet. *Va* Vagina, *Ou* Ostia ureteris

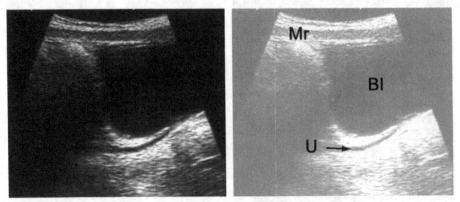

Abb. 13.14. Längsschnitt durch die Blase mit Darstellung des Ureters. *U* Ureter, *Bl* Blase, *Mr* M. rectus abdominis

gefüllter Blase, also einer Füllung von wenigstens der Hälfte der maximalen Blasenkapazität (Abb. 13.18) beurteilt werden. Meist ist die dorsale Blasenwand sonographisch besser zu beurteilen als der bauchdeckennahe Anteil.

Dorsal der Blase können bei guten Untersuchungsbedingungen und mit entsprechend Muße zum Untersuchen die Ureteren an ihren peristaltischen Wellen sonographisch erfasst werden. Der Ureter ist im Querschnitt dorsal der Blase als rundes echofreies Areal erkennbar (Abb. 13.12, 13.13), im Längsschnitt als tubu-

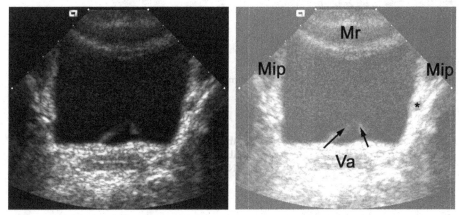

Abb. 13.15. Blase mit beidseitigem Jet (*schwarze Pfeile*), die die Basis des Trigonum vesicae determinieren. *Mip* M. iliopsoas, *Mr* M. rectus, * Iliakalgefäße

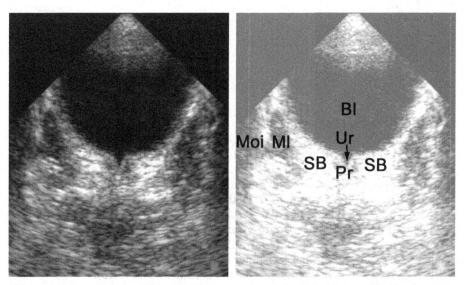

Abb. 13.16. Querschnitt durch die Harnblase mit stark nach kaudal gekipptem Schallkopf zur Darstellung der Prostata und Harnröhre. *Ur* Harnröhre, *Bl* Harnblase, *P* Prostata, *Ml* M. levator ani, *Moi* M. obturatorius internus, *SB* Samenblasen

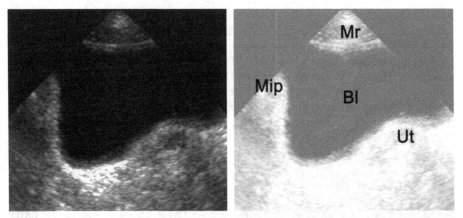

Abb. 13.17. Querschnitt durch die Harnblase mit Imprimierung durch den Uterus. *Ut* Uterus, *Bl* Blase, *Mr* M. rectus, *Mip* M. iliopsoas

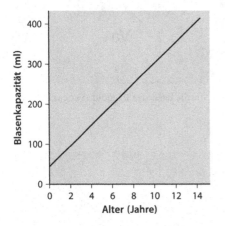

Abb.13.18. Tabelle der Blasenkapazität in Abhängigkeit vom Alter.
(Nach Koff (1983). Urology 21:248)

läre Struktur (Abb. 13.14) dann zu erkennen, wenn sich bei guter Peristaltik sein Lumen öffnet.

Im Bereich des Orificium ureteris ist das periodische Einschießen des Urins erkennbar, das sog. Jetphänomen (Abb. 15.10). Der in die Blase einströmende Urin erzeugt feine Echos. Im Falle der sichtbaren Jets ist damit gleichzeitig die Basis des Trigonum vesicaes definiert (Abb. 13.15).

Wenn der Schallkopf auf der Blase nach kaudal gekippt wird, lässt sich der Blasenhals und der Abgang der Urethra darstellen. Die Innenseite der Blasenwand zeigt an der Abgangsstelle der Urethra eine spitzwinkelige Auszipfelung (Abb. 13.16, 15.10). Beim Knaben ist hier unmittelbar dorsal die Prostata sichtbar. Seitlich sind ggf. auch die Samenblasen zu erkennen (Abb. 13.16).

Beurteilungskriterien

Blase und kleines Becken
- Blasengröße (leer, mittel, voll),
- Blasenform,
- Blaseninhalt (echofrei, Schwebeteilchen),
- Blasenwanddicke (normal, verdickt),
- Blasenwandkontur (glatt, trabekuliert, divertikulös),
- Weite der Ureter,
- Restharn,
- Inneres Genitale (s. weibliches und männliches Genitale),
- Beschaffenheit des Rektums,
- Anatomische Verhältnisse des übrigen kleinen Beckens.

Niere
- Nierenlage (orthotop, dystop),
- Struktur des Nierenparenchyms: Relation Markpyramiden/Nierenrinde,
- Nierengröße,
- Weite des Nierenbeckens und der Nierenkelche,
- Atemverschieblichkeit der Nieren.

Untersuchungsindikationen

Primärdiagnostik
- Harnwegsinfektion
- Hämaturie
- Oligurie oder Anurie
- Enuresis
- Stumpfes Bauchtrauma (*Cave*: Intimaeinrollung bei Einzelniere)
- Bauchschmerzen
- Akutes Abdomen
- Tastbare Raumforderungen
- Unklare Gedeih- und Wachstumsstörungen
- Blasenentleerungsstörungen
- Unklares Fieber
- Unklare Anämie
- Hypertonie
- Urogenitale Fehlbildungen
- Fehlbildungen anderer Organe
- Fehlbildungssyndrome
- Familiär auftretende Nierenerkrankungen
- Neugeborenenscreening

Verlaufsdiagnostik
- Postoperative Kontrollen nach Eingriff an Niere, Nierenbecken, Harnleiter, Harnblase, Harnröhre
- Erkrankungen, die mit Nierengrößenveränderungen verbunden sind, wie Pyelonephritiden und Glomerulonephritiden
- Erkrankungen, die zu Harnblasenwandveränderungen und Restharn führen, wie neurogen gestörte Blase, infravesikale Obstruktion
- Hämorrhagische Zystitis
- Harntransportstörung
- Harnwegskonkremente
- Nierentumoren
- Stoffwechselerkrankungen mit renaler Beteiligung
- Überwachung einer Vitamin-D-Therapie

14
Nebenniere

14.1
Technische Voraussetzungen

Die Nebennieren werden je nach Lebensalter mit Schallköpfen der Frequenzen 3–7 MHz dargestellt. Sektorschallköpfe eignen sich besonders, da sie einen guten Blick durch die schmalen Interkostalräume ermöglichen.

14.2
Untersuchungsvorbereitung

Die Kinder müssen für die Untersuchung nicht vorbereitet sein.

14.3
Untersuchungsgang

Der Patient liegt auf dem Rücken. Die rechte Nebenniere wird in der vorderen Axillarlinie mit nach dorsal gekipptem Schallkopf, die linke Nebenniere von der mittleren Axillarlinie dargestellt. Beim Neugeborenen sind die Nebennieren wegen ihrer Größe gut sichtbar. Beim älteren Kind sind die Nebennieren auch mit qualitativ hochwertigen Geräten deutlich schlechter darstellbar (Abb. 14.1).

Die rechte Nebenniere sitzt unmittelbar auf dem oberen Nierenpol. Sie besitzt im Längsschnitt in der vorderen Axillarlinie zwischen Leber und oberem Nierenpol eine dreischenklige Form. Die linke Nebenniere wird im Längsschnitt von etwas weiter dorsal (mittlere Axillarlinie) dargestellt. Sie befindet sich etwas weiter kaudal und mehr medial des oberen Nierenpols. Es werden hierbei Milz und Niere als Schallfenster genutzt.

Bei älteren, insbesondere adipösen Kindern oder Geräten, die nicht optimal für Kinder ausgerüstet sind, kann die Nebenniere nicht sicher dargestellt werden. Aufgrund der Kenntnis der Lage der Nebennieren lassen sich jedoch auch Raumforderungen unter 2 cm sicher erkennen.

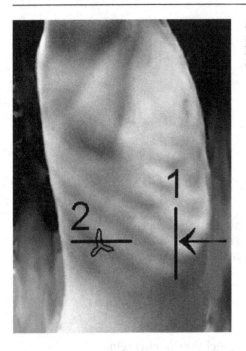

Abb. 14.1. Schnittführung bei der Untersuchung der rechten Nebenniere. Der Schallkopf wird in Schnittebene *1* nach dorsal zum oberen Nierenpol gekippt

14.4
Standardebenen zur Fotodokumentation

Für die Dokumentation eines Normalbefunds reicht je ein Längsschnitt (Abb. 14.1, Schnitt 1). Pathologische Befunde sollten in zwei aufeinander senkrecht stehenden Ebenen mit gleichzeitiger Abbildung eines Referenzorgans (z. B. Niere) zur sicheren Orientierung dokumentiert werden.

14.5
Ultraschallanatomie

Die Nebennieren haben in jedem Lebensalter im Längsschnitt eine dreischenklige Form (Abb. 14.2). Dabei umschließen die beiden kaudalen Schenkel haubenförmig den oberen Teil des kranialen Nierenpols. Ihre Struktur ist dreischichtig, wobei eine echoärmere Rinde das echoreichere Mark umsäumt.

Die rechte Nebenniere liegt im Dreieck zwischen oberem Nierenpol, Leberunterrand und dorsal dem Zwerchfell. Medial reicht sie mit einem zungenförmigen Ausläufer fast bis zur V. cava inferior.

Die linke Nebenniere liegt, bezogen auf den oberen Nierenpol der linken Niere, etwas mehr medial und kaudal als die rechte Nebenniere, so dass sie medial von der Wirbelsäule/Aorta begrenzt wird. Ventral grenzt sie je nach Lage an das Pankreas oder an den Magen. In etwa der Hälfte der Fälle reicht sie kranial bis an die Medialseite der Milz (Abb. 14.3).

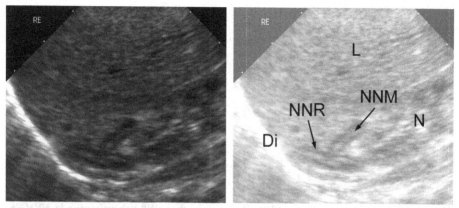

Abb. 14.2. Längsschnitt der rechten Nebenniere (*Ebene 1*). *Di* Diaphragma, *L* Leber, *N* Niere, *NNM* Nebennierenmark, *NNR* Nebennierenrinde

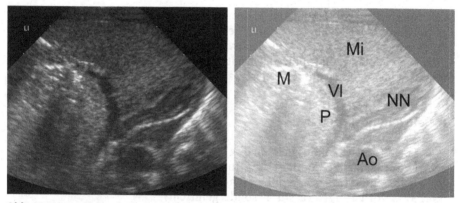

Abb. 14.3. Querschnitt der linken Nebenniere (*Ebene 2*). *Ao* Aorta, *M* Magen, *Mi* Milz, *NN* Nebenniere, *P* Pankreas, *Vl* V. lienalis

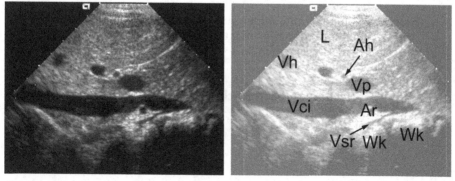

Abb. 14.4. Mündung der rechten V. suprarenalis *Vsr.*, *Ah* A. hepatica propria, *Ar* A. renalis, *L* Leber, *Vc* V. cava, *Vh* V. hepatica, *Vp* V. portae, *Wk* Wirbelkörper

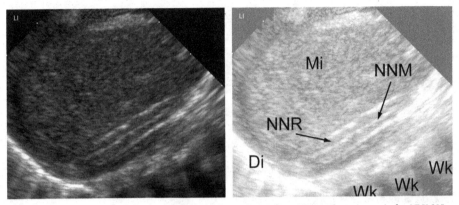

Abb. 14.5. Nebenniere re. bei Nierenaplasie (*Ebene 1*). *L* Leber, *NNR* Nebennierenrinde, *NNM* Nebennierenmark, *Di* Diaphragma, *Wk* Wirbelkörper

Bei sorgfältiger Musterung der V. cava kann in einzelnen Fällen die Mündung der Nebennierenvene auf der rechten Seite beobachtet werden (Abb. 14.4). Hier gibt es jedoch viele Varianten der Gefäßverläufe.

Bei Nierenaplasie nimmt die gleichseitige Nebenniere eine gestreckte Form an und reicht bis in das eigentliche Nierenlager hinein (Abb. 14.5).

Beurteilungskriterien

— Form (dreischenklig, gleichmäßig)
— Größe (schlanke Konfiguration, tumorig aufgetrieben)
— Echogenität (Mark erkennbar, echoarmes Zentrum)
— Raumforderungen (zystisch, solide, gemischt)

Untersuchungsindikationen

— Neonatale Anämie (im Rahmen eines Ultraschall-Screenings auf Nierenfehlbildungen werden nicht selten nebenbefundlich Nebennierenmarkblutungen gefunden)
— Ikterus prolongatus
— Oberbauchtumor
— arterieller Hochdruck (bei Verdacht auf Phäochromozytom ist die Prostataloge mit zu untersuchen)
— Pubertas praecox
— Cushing-Symptomatik

15
Weibliches Genitale

15.1
Technische Vorraussetzungen

Ebenso wie die Blase ist das innere weibliche Genitale mit Sektor- und Linear-schallköpfen gleichermaßen gut sonographisch zu untersuchen.

15.2
Untersuchungsvorbereitung

Für die sonographische Beurteilung des Uterus und der Ovarien ist eine gut ge-füllte Harnblase Voraussetzung. Die gefüllte Harnblase verdrängt die Darm-schlingen und dient als „innere Wasservorlaufstrecke" vor dem inneren Genitale. Bei leerer Harnblase legen sich Darmschlingen über das Genitale und verhin-dern seine Darstellbarkeit.

15.3
Untersuchungsgang

Zur Darstellung im Querschnitt wird der Schallkopf in Rückenlage quer oberhalb der Symphyse aufgesetzt (Abb. 15.1). Das dorsal der Blase gelegene innere weibli-che Genitale wird durch Kippen des Schallkopfes durchgemustert. Anschließend wird der Untersuchungsgang im Längsschnitt wiederholt. Dabei muss der Schall-kopf von der Mittellinie aus sehr weit nach jeder Seite gekippt werden, um die manchmal weit lateral in der Region der Iliakalgefäße liegenden Ovarien darzu-stellen. Nach Beurteilung von Uterus und Vagina erfolgt die Untersuchung der Ovarien.

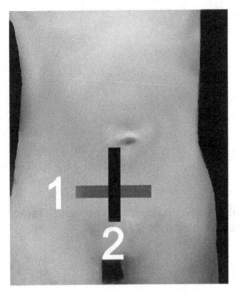

Abb. 15.1. Darstellung der Bildebenen zum Beurteilen des inneren weiblichen Genitale im
1 Querschnitt
2 Längsschnitt

15.4
Standardebenen zur Fotodokumentation

– Uterus/Vagina: Längsschnitt und Querschnitt,
– Ovarien: je ein Bild im Längs- oder Querschnitt.
  Berechnung des Uterus- und des Ovarvolumen nach der Formel:

  Volumen (cm³)= Länge (cm) × Breite (cm) × Tiefe (cm) × 0,5

15.5
Ultraschallanatomie

15.5.1
Vagina

Im Längsschnitt ist die Vagina dorsal der Harnblase kaudal des Uterus als ein schmales echoarmes Doppelband mit echogener Mittelschicht zu sehen (Abb. 15.3). Im Querschnitt stellt sie sich dorsal der Blase und ventral des Rektums als quer ovales Areal mit echogenem Zentrum dar (Abb. 13.17).

15.5.2
Uterus

Der Uterus liegt dorsal der Harnblase kranial in Verlängerung der Vagina. Seine Schalltextur ist fein und gleichmäßig mit niedriger Echogenität. In der Neugeborenenphase und postpubertäten Phase kann zentral das Endometrium als echo-

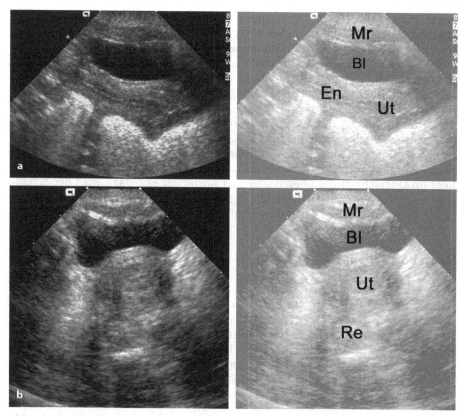

Abb. 15.2. Uterus eines 3 Tage alten Neugeborenen. **a** Im Längsschnitt, **b** im Querschnitt. Gut sichtbarer echogener Endometriumssaum *En*, der von einem weiteren echoarmen Saum kurz vor der Abbruchblutung umgeben ist. *Bl* Blase, *Mr* M. rectus, *Re* Rektum, *Ut* Uterus

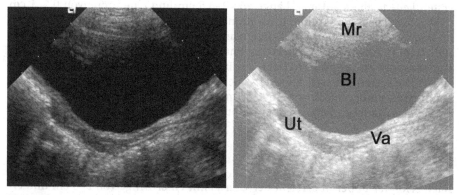

Abb. 15.3. Inneres Genitale eines Kleinkindes im Längsschnitt. *Bl* Blase, *Mr* M. rectus, *Ut* Uterus, *Va* Vagina

gener Streifen mit echoarmem Saum sichtbar sein. Kurz vor der Östrogenent-
zugsblutung ist es von einem eher unregelmäßigen, echoarmen Saum umgeben.
Im Querschnitt zeigt der Uterus dann mehrere konzentrische Ringe (Abb. 15.2b).
   Im Querschnitt besitzt er eine ovale Form (Abb. 15.2b). Bei stark gefüllter Blase kann er den Blasenboden von dorsal imprimieren. Der Uterus liegt nicht immer in der Mittellinie dorsal der Blase. Eine seitliche Verlagerung nach links oder
rechts (Sinistro- oder Dextroposition) ist als Normvariante ohne pathologische
Bedeutung möglich (Abb. 13.17). Im Längsschnitt können Uterus und Vagina gemeinsam abgebildet werden (Abb. 15.3). Das Corpus uteri ist zur Vagina physio-
logisch bedingt mit einem von der Blasenfüllung abhängigen, stumpfen Winkel
nach ventral abgeknickt (Anteversion). Die Darstellung der Tubenabgänge erfolgt im Querschnitt des oberen uterinen Korpusanteils. Dazu wird der Schallkopf entsprechend langsam nach oben gekippt.
   Die Entwicklung des Uterus durchläuft bis zur Pubertät drei Stadien.

Neugeborenenphase

Das weibliche Neugeborene besitzt infolge der transplazentaren, mütterlichen
Östrogenstimulation während der Schwangerschaft einen vergleichsweise gro-
ßen Uterus mit einer Länge von 3–5 cm (Abb. 15.2a). Die Zervix ist dabei im Ge-
gensatz zur postpubertären Phase breiter als das Korpus. Die Korpus-Kollum-
Relation liegt bei 1:2. Das Endometrium kann dabei wie bei der geschlechtsreifen
Frau als feines echogenes Band gut abgegrenzt werden. Kurz vor der Abbruchblu-
tung ist es von einem eher unregelmäßigen, echoarmen Saum umgeben. Im
Querschnitt zeigt der Uterus dann mehrere konzentrische Ringe (Abb. 15.2b).

Infantile und präpubertäre Phase

In der postpartalen Regressionsphase verkleinert sich der Uterus innerhalb des
ersten Lebensjahres auf eine Länge von 2–3,5 cm und eine Breite von 0,5–1 cm
(Abb. 15.3). Die Korpus-Kollum-Relation ist 1:1. Bis zum 7. Lebensjahr ist nur eine langsame, kontinuierliche Größenzunahme festzustellen (Tabelle 15.1–15.3,
Abb. 15.4–15.6). In der präpubertären Phase beginnt er, sich unter dem Östrogen-
einfluss rasch zu vergrößern. Dabei verändert sich auch die Korpus-Kollum-Relation. Die ersten äußeren Pubertätszeichen treten erst 1 bis 2 Jahre später auf.
Somit ist es sonograpisch gut möglich, mittels Größenbestimmung festzustellen,
ob sich das Mädchen bereits in der präpubertären Phase befindet.

Postpubertäre Phase

Nach erfolgter Pubertät erreicht der Uterus mit einer Länge von 5–8 cm und einer Breite von 2–3 cm seine endgültigen Maße. Die Zervix ist dabei deutlich
schmaler als das Korpus. Die Korpus-Kollum-Relation beträgt jetzt 2:1. Der Uterus besitzt nun seine charakteristische Birnenform (Abb. 15.7, 15.8).

Abb. 15.4. Uterusvolumen in Abhängigkeit vom Lebensalter. (Nach Ivarsson SA et al. (1983) Ultrasonography of the pelvic organs in prepubertal and postpubertal girls) Arch Dis Child 58: 352–354)

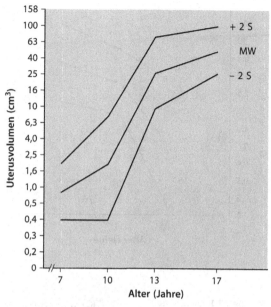

Abb.15.5. Uteruslänge in Abhängigkeit vom Lebensalter. (Nach André C, Le Bikan B Echographie pelvienne In: Kalifa G. (Hrsg.): Echographia pédiatrique. Vigot (1982) 242

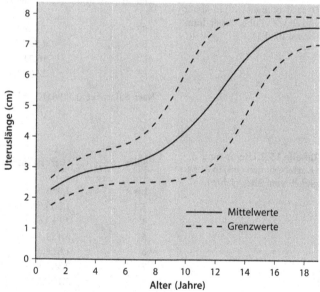

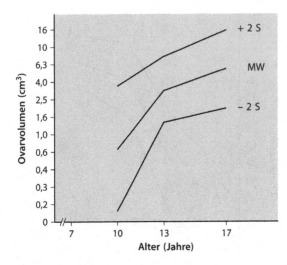

Abb.15.6. Ovarvolumen in Abhängigkeit vom Lebensalter.
(Nach Ivarsson SA et al. (1983) Ultrasonography of the pelvic organs in prepubertal and postpubertal girls)
Arch Dis Child 58: 352–354)

Tabelle 15.1. Uterus- und Ovarialvolumen (ml) in Abhängigkeit vom Pubertätsstadium (Breast B2–B5)

Pubertätsstadium	Uterusvolumen	Ovar-Volumen
B2	7,0±4,0	2,5±1,0
B3	8,3±3,5	1,8±0,5
B4	16,9±7,5	4,6±1,4
B5	22,0±7,5	

Nach Salardi et al. (1985) . Arch Dis Child 60: 120–125.

Tabelle 15.2. Uterus- und Ovarialvolumen (ml) in Abhängigkeit vom Alter (Jahre)

Alter	Uterusvolumen	Ovarvolumen
bis 2	2,0±1,6	0,8±0,4
3	1,6±0,8	0,7±0,2
4	2,1±0,6	0,8±0,4
5	2,4±1,4	0,9±0,1
6	1,8±1,6	1,2±0,4
7	2,3±1,1	1,3±0,6
8	3,1±1,5	1,1±0,5
9	3,7±1,6	2,0±0,8
10	6,5±3,8	2,2±0,7
11	6,7±3,0	2,5±1,3
12–13	14,8±7,6	4,0±1,7

Nach Salardi et al. (1985) . Arch Dis Child 60:120–125

Tabelle 15.3. Uteruslänge (cm) und Volumen (ml) in Abhängigkeit vom Lebensalter (Jahre)

Alter	Länge	Volumen
<2	1,8–3,0	
2–7	2,0–3,5	
8	2,0–4,0	<1–2,5
9	2,0–4,5	
10	2,0–5,5	<1–6,3
11	2,0–6,0	
12	2,5–7,5	
13	3,5–7,5	7–65
14	4,5–7,5	
15	5,0–8,0	
>16	5,0–8,0	20–100

Nach Andre C, Le Bihan B (1982) Echographie pelvienne. In: Kalifa G (Hrsg) Echographie pédiatrique, Vigot, Paris, S 242.

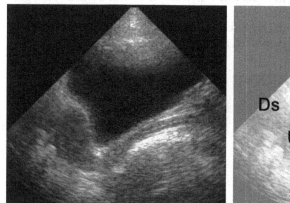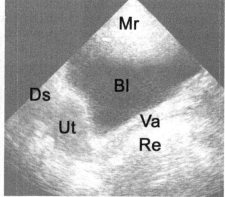

Abb.15.7. Inneres Genitale im Längsschnitt eines postpubertären Mädchens *Bl* Harnblase, *Ds* Darmschlinge, *Mr* M. rectus, *Re* Rektum, *Ut* Uterus, *Va* Vagina

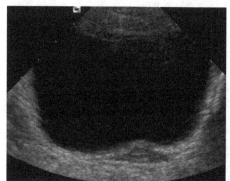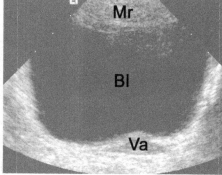

Abb. 15.8. Querschnitt durch die Vagina *Va*, *Bl* Harnblase, *Mr* M. rectus abdominis

Ovarien

Die Ovarien sind – insbesondere im Säuglings- und Kleinkindalter – im Vergleich zum Uterus wesentlich schwieriger darzustellen. Ihre Lage ist aufgrund ihres physiologischen Deszensus während der Fetalzeit variabel. Bei gut gefüllter Harnblase sind sie meist dorsal der Harnblase, lateral des Uterus und medial der Iliakalgefäße auffindbar (Abb. 15.9a,b). Manchmal kann trotz sorgfältiger Untersuchung nur eines der Ovarien sonographisch abgebildet werden. Sie finden sich zwischen Uterus und Iliakalgefäßen.

Die Ovariengröße durchläuft wie der Uterus eine mehrphasige Entwicklung (Abb. 15.6). Unmittelbar postpartal besitzen die Ovarien ein Volumen von etwa 1 cm². Im Rahmen der postpartalen Regression verringert sich das Volumen etwas und steigt im Laufe der Kindheit kontinuierlich an. Es können von Anbeginn bereits kleinere Follikelzysten mit einem Durchmesser von weniger als 1 cm erkennbar sein. Neonatale Ovarialzysten sind als Normalbefund zu beobachten.

Nach abgeschlossener Pubertät besitzt das Ovar eine Länge von 2,5–5 cm, eine Breite von 1,5–3 cm und eine Dicke von 0,6–1,5 cm. Dies entspricht einem Volumen von 1,5–12 ml. Es kann nun auch die Reifung der Graf-Follikel sonographisch verfolgt werden. Sie haben dann einen Durchmesser von mehr als 1 cm. Unmittelbar nach erfolgtem Follikelsprung ist es möglich, die freigesetzte Flüssigkeit dorsal des Uterus sonographisch abzubilden (Abb. 15.10).

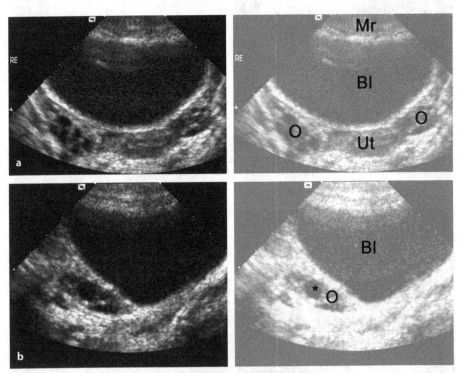

Abb.15.9. a Unterbauchquer- und **b** -längsschnitt mit Ovar (*O*) bei einem 10jährigen Mädchen. *Bl* Blase, *Ds* Darmschlinge, *Mr* M. rectus, *Re* Rektum, *Sy* Symphyse, *Ut* Uterus, *Va* Vagina

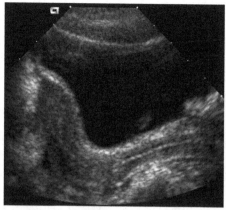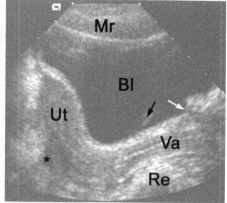

Abb. 15.10. Inneres Genitale im Längsschnitt eines postpubertären Mädchens. *Bl* Blase, *Ut* Uterus, *Mr* M. rectus, *Re* Rektum, *Va* Vagina, *schwarzer Pfeil* Jet-Phänomen, *weißer Pfeil* Urethra, *Stern* freie Flüssigkeit nach Follikelsprung

Beurteilungskriterien

- *Uterus*: Größe, Form, Zervix-Korpus-Relation, Schwangerschaft
- *Ovar*: Größe, Zysten, Zystengröße

Untersuchungsindikationen

- Unklares akutes Abdomen (DD: Ovarialtorsion)
- Abdominelle Raumforderung beim Neugeborenen
- Fehlbildungen des äußeren Genitale
- Fehlbildungen weiterer Organe (Niere!)
- Verdacht auf pelvine Raumforderung
- Abweichende Pubertätsentwicklung (Pubertas praecox, Pubertas tarda)
- Amenorrhöe oder Dysmenorrhöe
- Präpubertäre Blutung
- Fluor vaginalis
- Hirsutismus
- Ausschluss/Nachweis einer uterinen Gravidität
- Verdacht auf vaginale Fremdkörper
- Entzündliche Erkrankungen im kleinen Becken
- Leukämie (Ovarialrezidiv)
- Malignome (Ausschluss von Metastasierung bzw. Befall)

16
Männliches Genitale

Wegen der oberflächlichen Lage der männlichen Genitalorgane eignen sie sich gut für die Ultraschalluntersuchung. Die aktuelle technische Entwicklung der Geräte ermöglicht z. B. nicht nur eine Ausschlussdiagnose („keine Hodentorsion"), sondern eine positive Diagnosestellung (z. B. Epididymitis, Hydatidentorsion, Trauma).

16.1
Technische Voraussetzungen

Für die Sonographie sind Linearschallköpfe von 5–10 MHz am günstigsten. Hochfrequente Linearschallköpfe sind wegen der besseren Auflösung zu bevorzugen, da alle zu beurteilenden Strukturen im Nahfeld liegen. Bei Sektorschallköpfen mit fester Fokussierung ist der Einsatz von Wasser- oder Kunststoffvorlaufstrecke vorteilhaft. Die Prostata kann bei suprapubischem Zugang, da sie dann ausreichend weit vom Schallkopf entfernt ist, gut mit einem Sektorschallkopf untersucht werden.

16.2
Untersuchungsvorbereitung

Eine Untersuchungsvorbereitung ist nicht erforderlich. Für die Untersuchung der Prostata ist jedoch eine mittelgradig gefüllte Harnblase nötig.

16.3
Untersuchungsgang

Vor bzw. bei der Untersuchung sollte der Fokus des Linearschallkopfes auf den Nahbereich eingestellt sein. Das Skrotum wird in Rückenlage oder in aufrechter Oberkörperposition des Patienten auf den Schallkopf aufgelegt oder der Schallkopf wird auf das Skrotum und die Leiste positioniert. Zur besseren Ankopplung ist viel Ultraschallgel zu verwenden. Bei Verdacht auf eine Varikozele sollte die Untersuchung zusätzlich am stehenden Patienten erfolgen. Wie andere Organe auch, werden das Skrotum und die Hoden quer wie längs durchgemustert. Dabei findet ein Seitenvergleich zwischen rechtem und linkem Hoden statt. Im Falle der differentialdiagnostischen Abklärung zwischen einer Hodentorsion und Epididymitis ist der farbdopplersonographische Einsatz sinnvoll, mit dem der vermehrte Blutfluss im Falle einer Epididymitis nachweisbar ist. Die Wanddicke des Skrotums ist ebenfalls im Seitenvergleich zu beurteilen.

Nach vorangehender klinischer Untersuchung erfolgt bei Hodenhochstand die sonographische Untersuchung entlang der Strecke, die der Hoden beim Deszensus zurücklegt: Er beginnt suprapubisch mit der Darstellung der paravesikalen Region eben kranial des inneren Leistenrings. Liegt der Hoden jedoch weiter kranial, so gelingt seine sonographische Darstellung meist nicht. Dann wird von hier aus der Schallkopf in transversaler Richtung nach kaudal unter Darstellung des Leistenkanals und des suprapubischen Fettgewebes bis zum Skrotum verschoben. Dabei wird die gesamte Wegstrecke sorgfältig gemustert, damit auch kleine, dystrophe Hoden oder Reste nach prä- oder perinataler Hodentorsion nicht übersehen werden.

Die Prostata wird bei gefüllter Harnblase sowohl im Längs- als auch im Querschnitt dargestellt. Dazu wird der Schallkopf oberhalb der Symphyse aufgesetzt und soweit kaudal gekippt, bis der Blasenfundus mit Prostata und Harnröhre einsehbar ist (s. Abb. 13.15).

16.4
Standardebenen zur Fotodokumentation

- Prostata: Blase Längs- und Querschnitt,
- Hoden: Längs- und Querschnitt.

Pathologische Befunde mit Angabe der Lokalisation in 2 Ebenen.

Berechnung des Hodenvolumens nach der vereinfachten Formel für das Rotationsellipsoid:

$$\text{Volumen (cm3)} = \text{Länge (cm)} \times \text{Breite (cm)} \times \text{Tiefe (cm)} \times 0{,}5$$

16.5
Ultraschallanatomie

Der Hoden besitzt im Ultraschall sowohl in der Längs- wie in der Querschnittdarstellung eine oväläre Form. Die Echotextur ist präpubertär fein und homogen und von mittlerer Echogenität. Exentrisch ist das echoreiche Mediastinum testis gelegen (Abb. 16.1, 16.2). Beim Schallen mit Frequenzen unter 7 MHz besteht eine

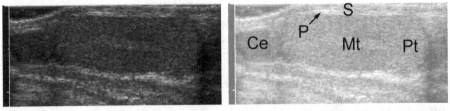

Abb. 16.1. Längsschnitt des Hodens. *Pt* Parenchyma testis, *Mt* Mediastinum testis, *P* Periorchium, *S* Skrotalhaut, *Ce* Caput epididymidis

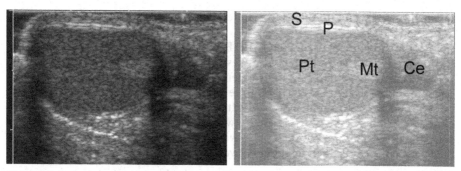

Abb. 16.2. Querschnitt des rechten Hodens. *Pt* Parenchyma testis, *Mt* Mediastinum testis, *P* Periorchium, *S* Skrotalhaut, *Ce* Corpus epididymidis

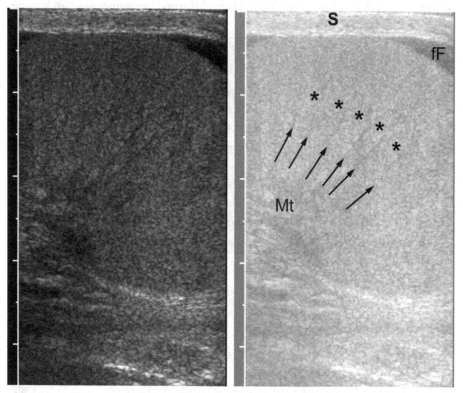

Abb. 16.3. Postpubertärer Hoden, detaillierter Längsschnitt (Ausschnitt). *S* Skrotalhaut, *Pfeil* Septula testis, * Lobuli testis, *Mt* Mediastinum testis, *fF* freie Flüssigkeit im Periorchium

große Ähnlichkeit im Schallverhalten zu Lymphknoten. Aus diesem Grunde ist die differentialdiagnostische Abklärung eines Leistenhoden nicht immer einfach. Hier hilft jedoch der Farbdoppler. Ein entzündlich-reaktiv vergrößerter Lymphknoten zeigt eine charakteristische, vom Hilus ausgehende bäumchenartige Gefäßstruktur, während präpubertäre Hoden nur eine sehr spärliche Gefäßstruktur aufweisen.

Mit zunehmendem Alter steigt die Echogenität des Hodenparenchyms an. Postpubertär lässt sich die Struktur des Hodens mit radiär vom Mediastinum testis ausgehenden Bindegewebssträngen (Septula testis) erkennen, die das Parenchym in zahlreiche (ca. 200) Lobuli testis unterteilen (Abb. 16.3). Der Nebenhoden zeigt eine vergleichbare Schalltextur wie der Hoden. Der Kopf kann dabei eine etwas höhere, der Korpus eine etwas niedrigere Echogenität besitzen. Er zeigt im Vergleich zum Hoden eine etwas inhomogenere Schalltextur. Das Hodenvolumen wird rechnerisch über die vereinfachte Ellipsoidformel

Volumen (ml)=LängeTiefe × Breite × 0,5 ermittelt.

Die dorsal des Harnblasenfundus gelegene Prostata (s. Abb. 13.15) besitzt eine mittelgrobe, relativ gleichmäßige Echotextur niedriger Echogenität. Die Form ist ovalär, so dass das Volumen nach der Ellipsoidformel berechnet werden könnte.

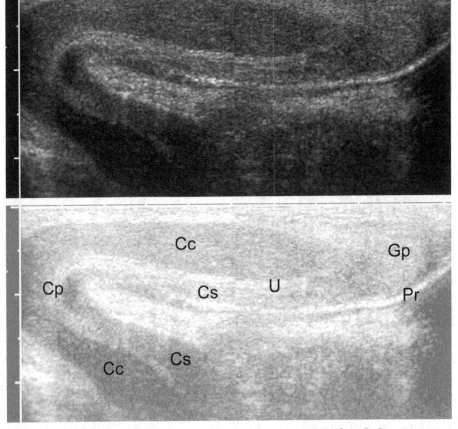

Abb. 16.4. Längsschnitt des Penis. *Gp* Glans penis, *Pr* Präputium, *U* Urethra, *Cc* Corpus cavernosum, *Cs* Corpus spongiosum, *Cp* Curvatura praepubica

Da Veränderungen der Prostata bei Kindern im Vergleich zum Senium sehr selten sind, hat eine derartige Volumenangabe keine große Relevanz.

Im Längsschnitt des Penis (Abb. 16.4) wie auch im Querschnitt lassen sich die etwas echoärmeren Corpora cavernosa gegenüber dem echoreicheren Corpus spongiosum abgrenzen, im dem die kollabierte Urethra als echoreicher Strang erkennbar ist.

Beurteilungskriterien

- Echotextur des Hodens
- Hodengröße
- Flüssigkeitsansammlungen
- Hinweis auf Raumforderungen

Untersuchungsindikation

- Hodenhochstand
- Schmerzender Hoden
- „Akutes" Skrotum
- V. a. Hodentorsion/Epididymitis
- Vergrößerung des Hodens
- Schwellung im Skrotumbereich
- Genitalfehlbildung, Hernien, Varikozelen
- Orchitis
- Trauma
- Fremdkörper in der Urethra
- Differentialdiagnostik skrotaler Raumforderungen
  - Hydrozele
  - Leistenhernie
  - Funikulozele
  - Spermatozele
  - Varikozele
  - Hämatom
  - Primäre Hodentumore
  - Leukämische Infiltrationen und Metastasen

17
Hüftgelenk

Die Einführung der Hüftsonographie hat das diagnostische und therapeutische Konzept der Hüftgelenksdysplasie grundlegend verändert. Ziele und Durchführung des „hüftsonographischen Screenings" im Rahmen der Vorsorgeuntersuchung U 3 sind in der entsprechenden Leitlinie des Zentralinstitutes für die Kassenärztliche Versorgung beschrieben (1996, Dtsch Ärztebl 93: 57–60).

17.1
Technische Voraussetzungen

Die Hüftgelenke werden bevorzugt mit einem Linearschallkopf und einer Mindestfrequenz von 5 MHz untersucht. Dabei muss eine dem kleinen Untersuchungsobjekt angepasste Vergrößerung gewählt werden. Diese sollte entsprechend der Ultraschall-Vereinbarung beim Neugeborenen und Säugling mindestens 1:1,7 betragen.

17.2
Untersuchungsvorbereitung

Neugeborene sind meist sehr gut zu untersuchen, da sie wegen der in dieser Lebensphase vorwiegenden Beugehaltung in Seitenlage verharren. Da die Kinder wegen der genauen Bildeinstellung ruhig liegen müssen, sollten sie möglichst unmittelbar nach der Flaschenfütterung untersucht werden, da sie dann meist ruhig sind bzw. schlafen. Außerhalb der Neugeborenenperiode eignet sich dafür eine Lagerungshilfe. Sie erleichtert das Erzielen der stabilen Seitenlage sowie die Fixierung des Kindes in dieser Position.

Ältere Kinder bedürfen für die Hüftgelenkssonographie keiner Vorbereitung.

17.3
Untersuchungsgang

17.3.1
Diagnostik der Reifungsverzögerung/Hüftgelenksdysplasie beim Neugeborenen und Säugling

Der Säugling befindet sich in strenger Seitenlage. Die Bildebene wird bezogen auf das Becken eingestellt, da hier die entscheidenden Strukturen, Hüftpfanne mit knöchernem Erker und Labrum, abzubilden und zu beurteilen sind (Abb. 17.1).

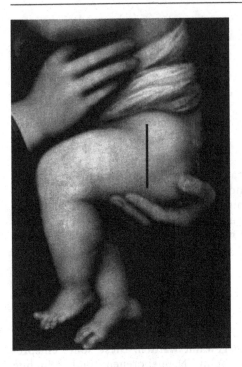

Abb. 17.1. Schnittführung bei der Diagnostik einer Reifuangsverzögerung (Madonna del Granduca/Raffael)

Die Stellung des Oberschenkels ist deshalb von nachgeordneter Bedeutung. Eine leichte Oberschenkelbeugung kommt der Spontanlage des Säuglings entgegen. Ein Strecken hingegen wird meist mit Unruhe beantwortet. Der Linearschallkopf wird in kraniokaudaler Richtung entlang der Rumpflängsachse auf den Trochanter major senkrecht zur Hautoberfläche aufgesetzt. Diese Ebene wird auch als koronare Schnittebene bezeichnet, da sie praktisch in kaudaler Verlängerung der Koronarnaht liegt. Auf keinen Fall darf zur Orientierung die Längsachse des Oberschenkels verwendet werden. Die Feineinstellung der „Standardebene" (nach Graf) erfolgt jetzt am sonographischen Bild. Dabei soll das Os ilium so dargestellt werden, dass es als eine gerade Linie parallel zum Bildoberrand verläuft (Abb. 17.2a). Eine Annäherung dieser Linie im kranialen Teil zum Schallkopf hin weist auf eine zu ventral gelegene Schnittebene (Abb. 17.3), eine schräg vom Bildoberrand wegstrebende Linie des Os ilium ergibt sich bei einer zu weit dorsal gelegenen Schnittebene. Gleichzeitig wölbt sich der Rand des Azetabulums wulstartig vor (Abb. 17.4). Die korrekte Einstellung ist die Grundvoraussetzung für die Beurteilung des Hüftgelenkes. An die „statische" Untersuchung schließt sich eine „dynamische" Untersuchung an, durch die eine eventuelle Instabilität des Hüftgelenks sonographisch nachgewiesen werden kann. Dabei wird der Schallkopf in seiner Längsachse mit dem kranialen Teil etwas nach dorsal gedreht. Mit einer Hand wird der Schallkopf am Kind fixiert und mit der anderen Hand Druck nach kranial auf den Femur ausgeübt. Dabei wird unter sonographischer Kontrolle beobachtet, ob der Hüftgelenkskopf in der -pfanne gleitet. Im Fall einer gesunden Hüfte findet kein Gleiten statt.

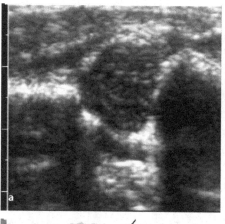 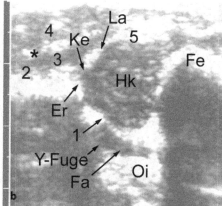

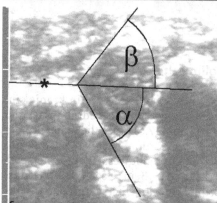

Abb. 17.2. a Typ I Hüfte
b *1* Unterrand des Os ilium,
2 Ort des Einstrahlens des Perichondriums ins Periost,
3 M. glutaeus minimus,
4 M. glutaeus medius, zwischen den Muskeln
* Septum intermusculare,
5 Gelenkkapsel, *Er* knöcherner Erker, *Fa* Fossa acetabuli, *Fe* Femur, *Hk* knorpliger Hüftkopf, *Ke* knorpliger Erker, *La* Labrum acetabuli, *Oi* Os ischii.
c Pfannendachwinkel α: zwischen Grundlinie und Pfannendachlinie, Ausstellungswinkel β: zwischen Grundlinie und Ausstellungslinie gemessen, * Ort des Einstrahlens des Perichondriums ins Periost

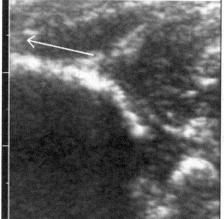

Abb. 17.3. Fehleinstellung des Hüftgelenks, zu weit ventral: Os ilium steigt zum Schallkopf hin an (←)

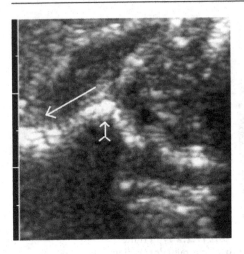

Abb. 17.4. Fehleinstellung des Hüftgelenks, zu weit dorsal: Os ilium sinkt ab (←), der knöcherne Erker wird wulstig (*geschweifter Pfeil*)

17.3.2
Hüftgelenksdiagnosik jenseits des Säuglingsalters

Das Kind befindet sich in Rückenlage. Der Linearschallkopf wird in kraniokaudaler Richtung auf die Leistengegend gesetzt und dann so gedreht, dass der Schenkelhals im Längsschnitt abgebildet wird (Abb. 17.6). Anschließend wird der Schenkelhals in einer dazu senkrechten Ebene von kranial nach kaudal abgefahren. Dabei kann auch Druck auf den Schallkopf ausgeübt werden, um einen evtl. Gelenkserguss wegzudrücken. Kann das Kind das Bein wegen Hüftgelenksschmerzen nicht strecken, wird der Schenkelhals nur im Querschnitt dargestellt.

17.4
Standardebenen zur Fotodokumentation

17.4.1
Neugeborene und Säuglinge zur Bestimmung der Hüftreife

Von jeder Seite werden zwei jeweils einzeln eingestellte Aufnahmen der Standardebene in koronarer Richtung fotodokumentiert. Dabei empfiehlt es sich, die Hüfte entsprechend internationalen sonographischen Dokumentationsrichtlinien abzubilden (Abb. 17.2a, c):
- schallkopfnahe Strukturen, obere Bildseite,
- kranial liegende Strukturen, linke Bildseite.

Orthopäden dokumentieren die Hüftgelenke so, dass kranial rechts auf dem Monitor liegt. Manchmal werden die Bilder dann beim Archivieren noch zusätzlich gedreht, so dass kranial oben ist. Auch wenn diese Arten der Dokumentation nicht dem internationalen Standard entsprechen, so ist allein entscheidend, dass die Standardebene nach Graf dokumentiert ist, denn nur diese erlaubt die verlässliche Auswertung.

Da beim Hüftgelenksschall vom Fotodokument her nicht nachträglich festgestellt werden kann, ob es sich um die rechte oder linke Hüfte handelt, muss im Bild die Seitenangabe „rechts" oder „links" mit dokumentiert sein.

17.4.2
Hüftgelenksdiagnostik jenseits des Säuglingsalters

Es wird längs und quer zum Schenkelhals je ein Bild aufgenommen. Dabei müssen die proximale Femurepiphyse und die Wachstumsfuge erkennbar sein (Abb. 17.7).

17.5
Ultraschallanatomie

17.5.1
Neugeborene und Säuglinge zur Bestimmung der Hüftreife

Die Standardschnittebene (koronare Ebene) der Hüfte geht durch die Gelenkmitte und ist durch zwei Richtungen definiert:
- kraniokaudale Richtung,
- lateromediale Richtung, d. h. in die Bildtiefe.

Dabei müssen das parallel zum oberen Bildrand verlaufende Os ilium und der knöcherne Erker dargestellt sein, der sich je nach Befund als heller Winkel darstellt, an den sich der knorplige Erker anschließt. Der knorplige Erker ist dreiecksförmig und besteht in seinen zentralen, den knöchernen erkernahen Teilen, aus echoarmem hyalinen Knorpel („Schallloch" nach Graf, Abb. 17.2a). Im lateralen Teil, dem Labrum azetabulare, ist der knorplige Erker echoreich. Er besteht hier aus echoreichem Faserknorpel. Kranial nähert sich der knorplige Erker asymptotisch dem horizontalen Teil des Os ilium an und verschmilzt in einer echoreichen Zone mit dem Periost. Das knöcherne Pfannendach (Azetabulum) ist der stark echogene und gewölbte Teil des zum Pfannendach gehörenden Anteil des Os ilium. Es bildet mit seinem unteren Rand die Grenze des Os ilium zur Y-Fuge. Die Y-Fuge (hyaliner Knorpel) ist ebenso echoarm wie die daran anschließende Fossa acetabuli, die in der Bildtiefe von echoreichen Os ischii begrenzt wird. Vom Unterrand des Os ilium (Y-Fuge) ausgehend zieht das echoreiche Ligamentum capitis femoris nach kaudal auf den Hüftkopf zu. Der echoarme Hüftkopf wird lateral von der echoreichen Gelenkkapsel umgeben. Bei älteren Säuglingen bildet sich zentral im knorpligen Hüftkopf (Epiphyse) der Ossifikationskern ab. An weiteren Teilen sind zwischen Os ilium und Bildoberrand je nach Ausschnittsvergrößerung die mittelgradig echogenen Mm. glutaei minimus und medius erkennbar, die durch das sehr echoreiche Septum intermusculare voneinander getrennt sind. Weiter lateral wird die Muskulatur vom echoarmen subkutanen Fettgewebe durch die ebenfalls sehr echoreiche Fascia lata abgrenzbar. Sie zieht bis zum Trochanter major. Bei Bewegung des Beines kann die Rotation des Hüftkopfes in der Pfanne beobachtet werden. Dabei lässt sich auch der Gelenk-

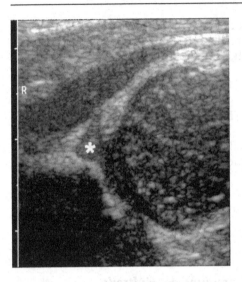

Abb. 17.5. Kleiner, durch hyalinen Knorpel gefüllter Ossifikationsdefekt (*) am Pfannenerker

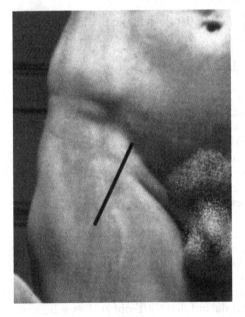

Abb. 17.6. Schnittebene über dem Schenkelhals von ventral (David von Michelangelo)

spalt als zarte echogebende Linie erkennen. Die echogene Vorderkante der Femurmetaphyse (Schenkelhals) und der sich anschließende Schallschatten verhindern die Einsicht in den kaudalen Anteil des Hüftgelenks.

Als Variante stellt sich am knöchernen Erker eine kleine konkave Mulde der Knochenkontur dar. Diese wird durch hyalinen Knorpel gefüllt (Abb. 17.5). Sie ist kein Ausdruck einer gestörten Hüftreifung. Bei der radiologischen Beckenübersichtsaufnahme kann dieser auch im späteren Lebensalter und bei völlig intakten Hüftgelenken noch erkannt werden.

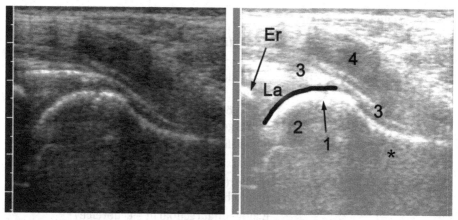

Abb. 17.7. Längsschnitt von ventral über dem Schenkelhals. * Schenkelhals, *1* Wachstumsfuge, *2* Epiphyse, *3* Gelenkkapsel, *4* M. iliopsoas, *Linie*=Gelenkknorpel, *Er* knöcherner Erker, *La* Labrum acetabuli

17.5.2
Ultraschallanatomie jenseits des Säuglingsalters

In der Bildtiefe stellt sich das Echo des konkav gebogenen, nahezu parallel zum oberen Bildrand verlaufenden Echos des Schenkelhalses dar. Je nach Alter des Kindes stellt sich kranial davon die unterschiedlich breite, echoarme proximale Wachstumsfuge des Femur dar. Weiter kranial schließt sich die Femurepiphyse (Abb. 17.7) an. Die Epiphysen zeigen oft eine etwas unregelmäßige Oberfläche, insbesondere im Randbereich. Hier ist die Ossifikation der Epiphyse eher schollig. Der knöcherne Erker des Azetabulums überdeckt die kranialen Teile der Femurepiphyse. Parallel auf dem Schenkelhals verläuft als ein etwa 2–3 mm breiter echoreicher Streifen die Gelenkkapsel. Im kaudalen Teil entfernt sie sich etwas vom Knochen und schließt hier die reiskorngroße Synovia ein. Gelenksergüsse stellen sich hier auf der Ventralseite dar und heben die Gelenkkapsel vom Knochen ab. Ventral der Gelenkkapsel bildet sich der mittelgradig echogebende M. iliopsoas ab, der medial am Trochanter minor ansetzt. Je nach Schnittführung sind unmittelbar auf der echoreichen Körperfaszie liegend die A. femoralis und die V. femoralis sichtbar. Die Arterie ist an ihren Pulsationen identifizierbar. In ihrem Verlauf sind, soweit sie vergrößert sind, Lymphknoten sichtbar.

Beurteilungskriterien

Befundbeschreibung und Klassifikation der Reifungsverzögerung unter Einbeziehung des Alters des Kindes

Morphologische Kriterien   Form des *knöchernen Erkers* (eckig – abgerundet – abgeflacht – flach)

die knöcherne Pfanne nach ihrer Wölbung (Formgebung: gut – flach – mangelhaft),

knorpeliger Erker nach

Form (spitzzipflig, verbreitert)

Größe (den Kopf übergreifend – den Kopf nicht übergreifend)

Echogenität (echoarm – echoreich)

Stellung des Labrum acetabulare (regelrecht – nach kranial verdrängt)

Position des Hüftkopfes (zentriert – dezentriert – luxiert, vgl. Abb. 17.2a)

Morphometrische Kriterien   Es werden nach Graf *zwei Winkel am Pfannendach* bestimmt: der Pfannendachwinkel (Winkel α) und das Labrum acetabulare (Ausstellungswinkel β). Sie ergänzen die morphologi- sche Beurteilung des Hüftgelenks (Abb. 17.2b). Die Winkel werden zwischen drei Hilfslinien gemessen

Grundlinie: Sie verbindet den lateralen Punkt des knöchernen Erkers mit der Stelle, an der das Perichondrium in das Periost des Darmbeines übergeht. Die Orientierungspunkte sind nur ca. 1 cm voneinander entfernt. Sie verläuft beim Gesunden auf dem Vorderrand des Os ilium.

Pfannendachlinie (Linie des knöchernen Pfannendaches): Ihre Orientierungspunkte sind der lateralste Punkt des knöchernen Erkers und der Unterrand des Os ilium an der Y-Fuge. Am Ansatz des Ligamentum capitis femoris am Unterrand des Os ilium erscheint an dieser Stelle ein horizontales Ausreißecho. Es muss beim Anlegen der Pfannendachlinie abgeschnitten werden, da sonst der Pfannendachwinkel als zu niedrig gemessen wird.

Ausstellungslinie (Linie des knorpeligen Pfannendaches): Sie verläuft vom knöchernen Erker durch die sehr echoreiche Spitze des Labrum acetabulare.

Knöcherner Pfannendachwinkel α: Er wird gebildet von der Grundlinie und der Pfannendachlinie und sollte beim Neugeborenen größer als 56 sein. Spätestens mit 3 Monaten sollte beim Gesunden dieser Wert erreicht sein.

Knorpeliger Pfannendachwinkel β: Er wird gebildet von der Grundlinie und der Ausstellungslinie und sollte beim Neugeborenen kleiner als 55 sein. Bei wiederholter Messung hat der Winkel untersucherunabhängig einen Fehler von +/-2°. Deshalb ist die morphometrische Beurteilung der gewichtigere Teil der sonographischen Hüftgelenksdiagnostik).

Alter des Säuglings

Hüfttypen

Nach Graf werden aufgrund der morphologischen und morphometrischen Kriterien unterschiedliche Hüfttypen klassifiziert (Tabelle17.1). Dabei kommt dem Winkel die größere Bedeutung zu (Abb. 17.2a, 17.8, 17.9). Bei der therapeutischen Entscheidungsfindung gemäß der oben erwähnten „Leitlinie für das hüftsonographische Screening" wird der β-Winkel nicht berücksichtigt.

Bei älteren Kindern

Kapsel (scharfrandig – verbreitert– unscharf)

Erguss, Synovia (unauffällig – verdickt)

proximale Femurepiphyse (Ossifikationskern mit 3 Monaten – gleichmäßig gerundet – abgeflacht im Seitenvergleich)

Muskulatur (Veränderung der Echogenität)

Tabelle 17.1. Übersicht über die Hüftgelenkstypen nach Graf. IIb- und IIg-Hüften und schlechter müssen behandelt werden

	Winkel α in Grad	Labrum, knorpliger Erker (KE)	Knöcherner Erker (Er)	Azetabulum	Hüftkopf (Hk)
Typ I	>60 (>56)	Spitzzipflig	Eckig	Gut ausgebildet	Zentriert
Typ IIa	>50	Verbreitert	Abgerundet	Gut ausgebildet	Zentriert
Typ IIb	Wie Typ IIa, Kind jedoch älter als 3 Monate				
Typ IIg	>43	Verbreitert	Abgeflacht	Flach	Zentriert
Typ IIIa	<42	Verdrängt, echoarm	Flach	Mangelhaft	Dezentriert
Typ IIIb	<42	Verdrängt, echoreich	Flach	Mangelhaft	Dezentriert
Typ IV	Luxation				

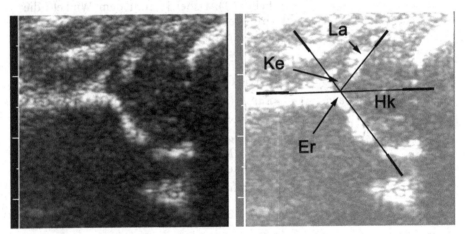

Abb. 17.8. Typ IIa Hüfte. Knöcherner Erker abgerundet, knorpliger Erker verbreitert. α=54°, β=58°. *Ke* knorpliger Erker, *Er* knöcherner Erker, *Hk* knorpliger Hüftkopf, *La* Labrum acetabuli

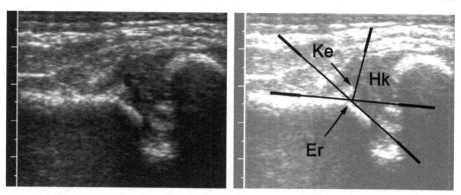

Abb. 17.9. a Typ IIIb Hüfte. **b** *Hk* Hüftkopf dezentriert, *Er* knöcherner Erker flach, *Ke* knorpliger Erker verdrängt und echoreich umgebaut, $\alpha=30°$, $\beta=80°$

Artefakte: Wegen Laufzeitartefakten können Verzerrungen im B-Bild auftreten, die zu ungenauen Winkelmessungen führen. Oft stellt sich sowohl am knöchernen Erker wie auch am Unterrand des Os ilium ein Nebenkeulenartefakt dar, der eine Fortsetzung des Knochenechos in die echoarmen Weichteile vortäuscht. Dies kann die Winkelmessung deutlich erschweren.

Untersuchungsindikationen

Risikofaktoren für Hüftgelenksdysplasie
- Familiäre Belastung
- Beckenendlage
- Zeichen der Hüftkopfverschieblichkeit (z. B. Ortolani)
- Abspreizhemmung
- Beinlängendifferenz
- Meningomyelozele
- Verdacht auf Luxation

älteres Kind
- Akutes Hinken
- Akute Weigerung zu Laufen beim Kleinkind
- Schmerzen im Hüftgelenk

18
Extremitätenmuskulatur

18.1
Technische Voraussetzungen

Die Muskulatur sollte möglichst mit Linearschallköpfen zwischen 5 und 7 MHz untersucht werden, da diese eine gute Auflösung im Nahfeld zeigen. Höherfrequente Schallköpfe haben den Nachteil, dass das Untersuchungsfeld in der Breite und oft auch Tiefe deutlich eingeschränkt ist.

18.2
Untersuchungsvorbereitung

Eine besondere Untersuchungsvorbereitung ist nicht nötig. Der Patient sollte aber entspannt liegen, damit Fibrillationen sicher vom Anspannungszittern unterschieden werden können.

18.3
Untersuchungsgang

Die Extremitätenmuskulatur wird im proximalen und distalen Teil sowohl von ventral als auch von dorsal in longitudinaler und in transversaler Richtung durchgemustert. Das Erscheinungsbild der Wadenmuskulatur ist bei den Muskeldystrophien besonders aussagekräftig. Da bei Erkrankungen des Organs Skelettmuskulatur (Dystrophien) das gesamte System erkrankt ist, reicht die Untersuchung der Extremitäten einer Körperseite. Echogenitätsunterschiede zwischen einzelnen Muskelgruppen bzw. der Muskulatur der unteren und oberen Extremitäten müssen dabei beachtet werden.

Bei umschriebenen Befunden in der Muskulatur ist die Gegenseite zum Vergleich immer mit zu untersuchen.

18.4
Standardebenen zur Fotodokumentation

In der Mitte eines Extremitätenabschnitts wird jeweils in 2 aufeinander senkrecht stehenden Ebenen sowohl von ventral (Abb. 18.1–18.3) als auch von dorsal (Abb. 18.5, 18.6) die sonographische Morphologie der Muskulatur dokumentiert. Bei umschriebenen Prozessen erfolgt die Aufnahme befundorientiert, wobei die gleichzeitige Darstellung einer Landmarke erfolgen soll, damit die Orientierung erleichtert wird bzw. Kontrolluntersuchungen reproduzierbar durchgeführt werden können. Als Beispiele werden Abbildungen der Beinmuskulatur gezeigt; die Armmuskulatur ist in ihrer Echogenität und Textur nahezu gleichartig.

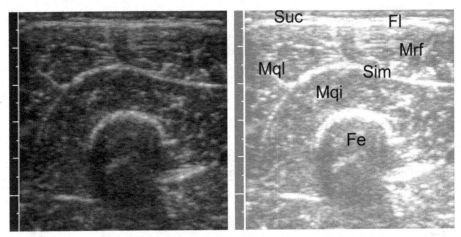

Abb. 18.1. Rechter Oberschenkel quer von ventral, Schulkind. *Fe* Femur, *Fl* Fascia lata, *Mqi* M. quadriceps femoris, vastus intermedius, *Mql* M. quadriceps femoris, vastus lateralis, *Mrf* M. rectus femoris, *Sim* Septum intermusculare, *Suc* Subkutis

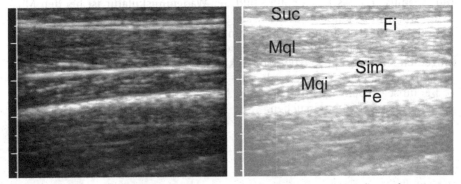

Abb. 18.2. Oberschenkel längs von ventral. *Fe* Femur, *Fl* Fascia lata, *Mqi* M. quadriceps femoris, vastus intermedius, *Mql* M. quadriceps femoris, vastus lateralis, *Sim* Septum intermusculare, *Suc* Subkutis

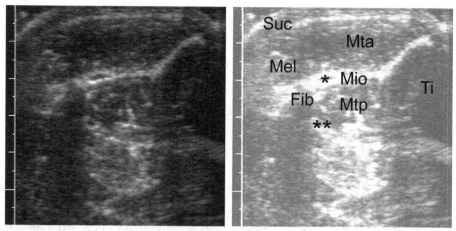

Abb. 18.3. Rechter Unterschenkel quer von ventral. * A. u. Vv. tibiales anteriores , **A. u. Vv. peroneae, *Fib* Fibula, *Mel* M. extensor digitorum et hallucis longus, *Mio* Membrana interossea, *Mta* M. tibialis anterior, *Mtp* M. tibialis posterior, *Suc* Subkutis, *Ti* Tibia

18.5
Ultraschallanatomie

Die Extremitätenmuskulatur stellt sich insgesamt echoarm mit eingestreuten echoreichen intramuskulären Septen dar (Abb18.1). Die Septen wirken bei Säuglingen deutlich breiter als bei älteren Kindern, und ihre Muskeln sind im Querschnitt rundlich (Abb. 18.4).

Der M. glutaeus maximus hat die gröbste Struktur aller Extremitätenmuskeln, während die übrige Muskulatur sich regelmäßiger abbildet. Die Echogenität aller Muskeln bis auf den M. gastrocnemius ist ungefähr gleich. Dieser ist sowohl im Längs- als auch im Querschnitt deutlich echoreicher (Abb. 18.5, 18.6).

Insgesamt lassen sich die einzelnen Muskeln wegen der sie umgebenden echoreichen intermuskulären Septen gut voneinander abgrenzen und anhand ihrer Topographie sicher zuordnen. Im Längsschnitt stellen sich die inter- und intramuskulären Septen als parallel zur Längsachse des Muskels verlaufende echoreiche Streifen dar, so dass die Bündelung der Muskelfasern sehr deutlich wird (Abb. 18.1, 18.6). Die sehr echoreiche Körperfaszie umhüllt die Muskulatur und grenzt sie zum echoarmen Streifen des subkutanen Fettgewebes ab. Die Strukturen der Kutis sind homogen echoreich und schallkopfnah unmittelbar am oberen Bildrand gelegen.

Die Muskulatur umgibt den Extremitätenknochen, der an seinem kräftigen Vorderecho gut erkennbar ist. Das Periost ist vom Knochen nicht abgrenzbar. Subperiostale Flüssigkeitsansammlungen (Blutungen, Eiter) heben die Periostlamelle von der Kortikalis ab. Pathologisch veränderte Muskulatur und Fetteinlagerungen bei Muskeldystrophien können die Schallenergie so stark schwächen, dass sich die sonst stark echogene Knochenvorderkante nur sehr abgeschwächt oder überhaupt nicht mehr erkennen lässt. Ist das Knochenecho wegen stärkerer

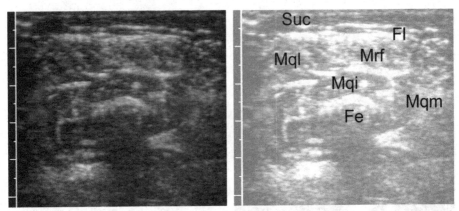

Abb. 18.4. Oberschenkel quer von ventral (Säugling). *Fe* Femur, *Fl* Fascia lata, *Mqi* M. quadriceps femoris, vastus intermedius, *Mql* M. quadriceps femoris, vastus lateralis, *Mrf* M. rectus femoris, *Mqm* M. quadriceps femoris, vastus medialis, *Suc* Subkutis

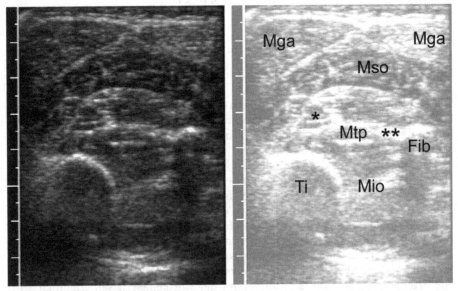

Abb. 18.5. Unterschenkel quer von dorsal (Wade). *A. u. Vv. tibiales posteriores, ** A. u. Vv. peroneae, *Fib* Fibula, *Mag* M. gastrocnemius, *Mio* Membrana interossea, *Mtp* M. tibialis posterior, *Mso* M. soleus, *Ti* Tibia

Dämpfung des Schalls durch die in diesen Fällen sehr echoreiche Muskulatur nur noch schwach erkennbar oder gar ganz ausgelöscht, so kann auf morphologische Veränderungen der Muskulatur geschlossen werden: Die Muskulatur ist durch Fetteinlagerungen stark pathologisch verändert.

Die sonographische Darstellung von Blutgefäßen der Extremitäten ist ohne Farbdoppler schwierig und beschränkt sich im B-Bild auf die großen Gefäße. Arterien sind an ihren Pulsationen zu erkennen.

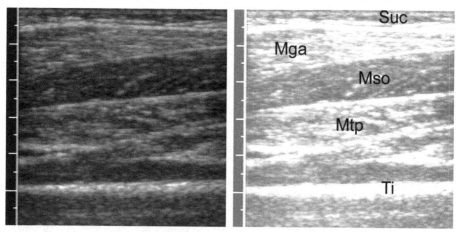

Abb. 18.6. Unterschenkel längs von dorsal, Wade. *Mga* M. gastrocnemius, *Mso* M. soleus, *Mtp* M. tibialis posterior, *Suc* Subkutis, *Ti* Tibia

Beurteilungskriterien

— Echogenität (vermehrt), intermuskuläre Septen (erkennbar – ausgelöscht), Knochenechos (abgrenzbar – verschleiert – ausgelöscht)
— Größe: Proportion zwischen subkutanem Fettgewebe und Muskeldicke
— Befund (generalisiert – umschrieben)

Artefakte: An orthograd getroffenen intermuskulären Septen können Beugungsschatten entstehen. Am starken Reflektorknochen treten neben Schallschatten vereinzelt Wiederholungsechos auf.

Untersuchungsindikationen

— Muskelatrophie
— Muskeldystrophie
— Lokalisation vor Muskelbiopsie
— Therapiekontrolle einer Muskelsystemerkrankung
— Umschriebene Muskelschwellung (Tumor, Entzündung)
— Umschriebener Schmerz

19
Artefakte im Ultraschallbild

Abgesehen davon, dass die gesamte sonographische Bildgebung ein Artefakto-
gramm ist, werden speziell beim Ultraschall Abbildungsprodukte als Artefakte
bezeichnet, die
- nicht real sind, also keine anatomischen Strukturen abbilden,
- unvollständig,
- am falschen Ort,
- mit unkorrekter Helligkeit,
- in unkorrekter Form und
- unkorrekter Größe erscheinen.

Das Auflösungsvermögen ist abhängig von den Geräteparametern: Schallfrequenz, Kanalgröße und Aperturgröße.

19.1
Auflösungsartefakte

Schichtdickenartefakte entstehen dadurch, dass das Ultraschallbündel eine ge-
wisse Breite hat, also dreidimensional ist. Dadurch kommt es zu Summationsef-
fekten und zu einer Fehldarstellung von schmalen, senkrecht zur Schnittebene
durch das Bild laufenden Strukturen. Diese werden dann relativ breit und nicht
mit ihrer wahren Schichtdicke abgebildet, z. B. Diaphragma (Abb. 19.1).

19.2
Ausbreitungsartefakte

19.2.1
Wiederholungsechos (Reverberationsechos)

Nicht jedes Echo, das in der Gewebetiefe entsteht, kommt unmittelbar zum
Schallkopf zurück. Die Echos aus der Gewebetiefe können zwischen Grenzflächen im Gewebe mehrfach hin und her laufen, bis sie ihren Weg endgültig zum
Schallkopf finden. Entsprechend werden die abgebildeten Strukturen als sich in
der Tiefe des Bildes wiederholende Strukturen, z. B. parallel verlaufende, in regelmäßigen Abständen wieder auftretende Linien dargestellt (z. B. der Knochen
beim Hirnsonogramm oder an durch Luft gebildeten Grenzflächen, Abb. 19.2).

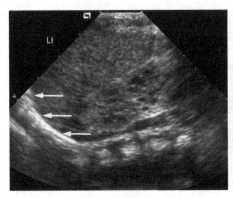 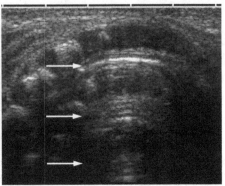

Abb. 19.1. Längsschnitt der Milz, Säugling. Das schräg geschnittene Diaphragma ist im Bild gegenüber der realen Dicke zu breit dargestellt (*Pfeile*)

Abb. 19.2. Os sacrum von dorsal. Der Schall wird am lufthaltigen Rektum reflektiert und erzeugt die regelmäßigen Artefakte in der Bildtiefe (*Pfeile*)

19.2.2
Mehrfachausbreitungswege (Multipath)

Diese entstehen, wenn Schallwellen über mehrere Reflektoren einen unterschiedlichen Weg nehmen, schließlich zum Schallkopf zurückfinden und gleichartige Gewebestrukturen abbilden. Es kommt dann z. B. zur doppelten Abbildung von Gefäßen, die in Wirklichkeit nicht gedoppelt sind. Diese Art von Artefakten ist selten, aber auch wegen der hohen Bildgüte der Artefaktstruktur nur schwer als Artefakt erkennbar.

19.2.3
Spiegelbilder (Mirror image)

Läuft ein Teil des Schallstrahls in beiden Richtungen über einen starken Reflektor, so kommt es zur regelrechten Spiegelung von Gewebeanteilen an einen anderen Bildort. Steht die spiegelnde Fläche darüber hinaus noch schräg zur eigentli-

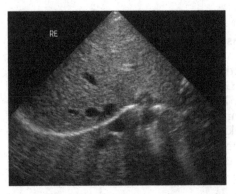

Abb. 19.3. Oberbauch transversal. Die Leberstrukturen spiegeln sich am Zwerchfell und werden in die Bildtiefe projiziert

Abb. 19.4. Längsschnitt suprapubisch. Die Harnblase ist nur gering gefüllt. Sie spiegelt sich am luftgefüllten Rektum, von dem nur die echoreiche Grenzfläche (*Pfeile*) sichtbar ist Bildtiefe (*Pfeile*)

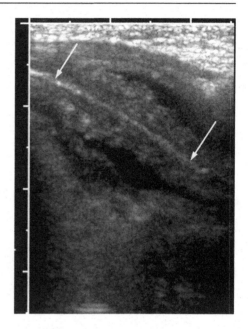

chen Bildebene, so werden Gewebeanteile aus anderen Ebenen des Organs abgebildet. Das Diaphragma und das lufthaltige Rektum sind solche Ultraschallspiegel (Abb. 19.3, 19.4). Dieses Artefakt tritt häufig auf, kann aber wegen der oft hervorragenden Bildgüte des Artefakts bei Unkenntnis zu Verwirrung führen („Leber kranial des Zwerchfells", „Raumforderung retrovesikal").

19.2.4
Brechungsartefakt (Refraktion)

Laufen zwei parallele Schallstrahlen jeder für sich durch ein unterschiedlich schalldichtes Gewebe, so tritt an der Grenzfläche eine Beugung (Brechung) des Schallstrahls ein. In der Gewebetiefe ist dann ein schmaler Beugungsschatten erkennbar. Besonders deutlich tritt dieses Artefakt an Grenzflächen liquider Strukturen auf. Hier schließt der Beugungsschatten seitlich an der dorsalen Schallverstärkung an (Abb. 19.5).

19.2.5
Nebenkeulenartefakte (Sidelobe)

Hierbei werden dem eigentlichen Schallstrahl benachbarte Strukturen mit abgebildet, wodurch es zu eigenartigen Bogenbildungen kommt. Diese treten besonders an Hohlorganen erkennbar auf (Abb. 19.6).

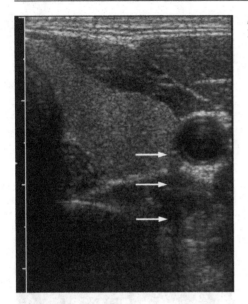

Abb. 19.5. Linker Schilddrüsenlappen quer, Beugungsschatten an der Karotis (*Pfeile*)

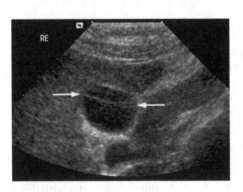

Abb. 19.6. Gallenblase quer, zwischen den Pfeilen verläuft das bogenförmige Nebenkeulenartefakt

19.3
Artefakte durch Veränderung der Verstärkung

Diese Art von Artefakte können aus Schattenbildungen und Schallverstärkungen bestehen und lassen sich zur Diagnostik verwenden:

19.3.1
Schatten

Sie entstehen hinter stark absorbierenden Strukturen wie Steinen und Knochen (Abb. 19.7).

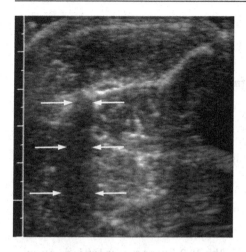

Abb. 19.7. Transversalschnitt des Unterschenkels von ventral, detaillierte Beschreibung s. Abb. 18.3, Schallschatten (*Pfeile*) dorsal der Fibula

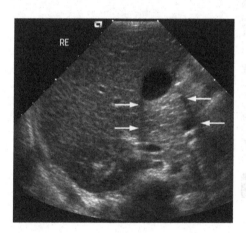

Abb. 19.8. Verstärkung: Oberbauchquerschnitt, sektorförmige Echogenitätserhöhung mit lateralen Beugungsschatten (*Pfeile*) dorsal der gefüllten Gallenblase

19.3.2
Verstärkung

Bei ihr liegt der umgekehrte Fall vor. Hier kommt es zu einer lokal deutlich vermehrten Echogenität. Einmal lassen sehr echotransparente Strukturen wie Flüssigkeiten den Schall ungedämpft durch, was dann zur „dorsalen Schallverstärkung" führt und somit ein indirektes diagnostisches Zeichen für Flüssigkeit ist (Abb. 19.8).

19.4
Sonstige Artefakte

19.4.1
Resonanzartefakte und Schweifartefakte

Sie entstehen an schwingenden feinsten Strukturen, z. B. an feinen Gasbläschen und auch bei Metallen. Gase sind starke Reflektoren und überstrahlen mit ihren Echos die Umgebung. Andererseits werden sie durch Ultraschall zu Schwingungen angeregt, was zur Resonanzbildung führt. Diese Resonanzschwingungen stellen sich im Bild als Schweifartefakte dar (Abb. 19.9, 19.10). Sie sind auch zu beobachten, wenn Schallköpfe schlecht angekoppelt werden oder frei in die Luft gehalten werden.

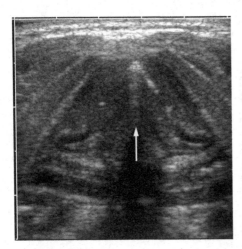

Abb. 19.9. Larynx quer, an Luft in der Stimmritze entsteht ein Schweifartefakt (*Pfeil*)

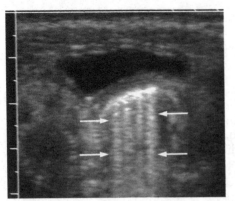

Abb. 19.10. Harnblase quer, die bläschenartige Luftansammlung im Rektum führt zu Resonanzartefakten (*zwischen Pfeilen*)

19.4.2
Laufzeitartefakte

Sie entstehen, wenn der Ultraschall bei der Passage durch das Gewebe zeitweilig eine Beschleunigung oder Verzögerung erfährt, wodurch die Abbildung der Strukturen an anderer Stelle, nämlich näher oder ferner vom Schallkopf als in der Realität erfolgt (Abb. 19.11).

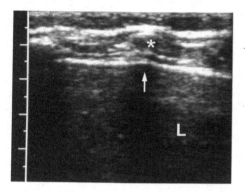

Abb. 19.11. Thoraxwand über der Leber, Laufzeitartefakt hinter Rippenknorpel (*). Statt anatomisch richtiger Eindellung der Leber durch die Rippe wird eine Vorwölbung der Leberkontur vorgetäuscht (*Pfeil*)